リハの現場で こんなに役立つ iPhone 活用術

編 河村廣幸（森ノ宮医療大学保健医療学部理学療法学科）

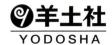

謹告

本書に記載されている診断法・治療法に関しては，発行時点における最新の情報に基づき，正確を期するよう，著者ならびに出版社はそれぞれ最善の努力を払っております．しかし，医学，医療の進歩により，記載された内容が正確かつ完全ではなくなる場合もございます．

したがって，実際の診断法・治療法で，熟知していない，あるいは汎用されていない新薬をはじめとする医薬品の使用，検査の実施および判読にあたっては，まず医薬品添付文書や機器および試薬の説明書で確認され，また診療技術に関しては十分考慮されたうえで，常に細心の注意を払われるようお願いいたします．

本書記載の診断法・治療法・医薬品・検査法・疾患への適応などが，その後の医学研究ならびに医療の進歩により本書発行後に変更された場合，その診断法・治療法・医薬品・検査法・疾患への適応などによる不測の事故に対して，著者ならびに出版社はその責を負いかねますのでご了承ください．

■ 本書に記載された製品・サービス等に関して

・本書に記載されている内容は，2019 年 5 月 15 日時点の情報に基づいております．

・本書に記載された製品やサービス等に対するサポートは，株式会社 羊土社ならびに執筆者では行っておりません．本書の内容と関わりのないご質問にはお答えできませんので，あらかじめご了承ください．

・本書で扱われている製品，ホームページ，アプリケーション，各種サービスの設定，利用方法はすべての環境で同様に動作することを保証したものではございません．導入の際は，それぞれの説明を理解し，各自の責任のもとに行ってください．導入によって生じた損害に対して，株式会社 羊土社ならびに執筆者，監修・編者はその責を負いかねますのでご了承ください．

■ 商標について

・Microsoft, Windows, Microsoft Office, Word, Excel, PowerPoint は，米国 Microsoft Corporation の米国，日本およびその他の国における登録商標または商標です．

・Macintosh, iPhone, iPad は，米国および他の国々で登録された Apple Inc. の商標です．

・その他，本書に記載されている会社名・製品名は各社の商標または登録商標です．なお，本書中では©，®，™ などの表示を省略しています．

はじめに

　私の勤めている大学で学生達や職員が使用している通信端末は，ほぼ100％がスマートフォンでしかもその半数以上がiPhone，という状況がここ数年続いています．

　当然のごとく，皆で集まって写真を撮るときには，iPhoneに付属するカメラを使用しています．ところが，いざ撮影となると露出補正したり，ズーミングできたりすることを知らない学生が多々みられます．これはと思い学生達に詳細に聞いてみると，彼らは「LINE」と「カメラ」（しかも基本機能のみ）ぐらいしか使用経験がなく，もともと入っている基本的なアプリは何をするものなのか知らず，メールすら使ったことがない，という人が多数を占めていました．いやはや，全くもってもったいない話です．

　一方，書店を覗けばiPhoneやiPadに代表されるスマートフォンやタブレットの活用本が数多く見受けられますが，PTやOTをターゲットにしたものはまだありません．また，多くの活用本はサードパーティーの専用アプリを紹介するのみで，本来の"アプリを活用する"ということに言及していないように思えます．

　そこで，われわれはセラピストとして，教員として，あるいは学生としてiPhoneやiPadを本当に活用するできるようになることを目標とし，この本を作りました．内容としては，Apple純正アプリを主軸とし，サードパーティーのアプリは一部を除いて無料あるいは安価なものを中心に，活用のためのアイデアを載せています．

　もちろん，セラピストでない皆さんにも十分価値のある内容かと思います．今手にもっているiPhone・iPadを思う存分活用しましょう！

2019年6月

森ノ宮医療大学保健医療学部理学療法学科

河村廣幸

リハの現場でこんなに役立つ iPhone活用術

contents

- はじめに .... 河村廣幸　3
- 本書に登場するアプリ一覧 7

第1章　基本アプリでここまでできる
河村廣幸

1　使う前にセキュリティー対策 12
2　カメラを使いこなそう 15
3　写真を使いこなそう 27
4　ビデオを使いこなそう 31
5　メモを使いこなそう 34
6　Clips を使いこなそう 42
7　iMovie を使いこなそう 46
8　Keynote を使いこなそう 52
9　Pages を使いこなそう 58
10　Numbers を使いこなそう 63
11　FaceTime を使いこなそう 68
12　Airdrop を使いこなそう 71
13　Siri を使いこなそう 73

第2章　病院で使う
冨士佳弘，河村廣幸

1　病棟やリハ室で患者の記録をとる 78
2　評価・患者指導に活用する 84

contents

3 検査に活用する 88

4 治療の補助ツールとして活用する 94

第**3**章 デイケア・訪問リハで使う
中原英雄

1 患者のデータ収集と評価を行う 98

2 在宅でのトレーニングをしっかりと行う 106

3 利用者・家族とのコミュニケーション 110

第**4**章 発達障害児支援施設で使う
中根征也

1 子どもを撮影するときのいろは 116

2 日常の生活を評価する 122

3 子ども・保護者とのコミュニケーション 125

第**5**章 研究で使う
前田 薫

1 研究テーマを設定する 128

2 学習をする 135

3 論文を作成する 137

4 学会に備える 141

5 気晴らしをする 143

第**6**章 教育で使う
角田晃啓

1 学内教育で活用する 146

2 臨床教育で活用する 156

3 卒業論文の指導で活用する 158

4 iPadを使った歩行分析システム ……………………………………………… 161

第**7**章　学習で使う

畠中泰彦

1 日常学習で使う ………………………………………………………………… 164

2 動作分析の練習で使う ………………………………………………………… 171

3 卒業論文の執筆で使う ………………………………………………………… 178

第**8**章　解剖で使う

中川季子

1 解剖実習で使う ………………………………………………………………… 184

2 遠隔解剖実習，または遠隔記録する ………………………………………… 191

3 解剖学を学習する ……………………………………………………………… 192

第**9**章　医療情報で使う

正岡孝一

1 医療情報を整理する …………………………………………………………… 196

2 ビッグデータを使う …………………………………………………………… 200

3 プログラミングをする ………………………………………………………… 202

付録　iPodでも使える

鈴木順一

1 iPodでできることとできないこと …………………………………………… 206

2 iPodを検査機器として活用する ……………………………………………… 208

3 iPodを解析機器として活用する ……………………………………………… 212

● 索引 ……………………………………………………………………………… 215

● 執筆者一覧 ……………………………………………………………………… 222

本書に登場するアプリ一覧

Apple純正アプリ

 AirDrop
価格：0円

 Clips
価格：0円

 FaceTime
価格：0円

 iCloud Drive
価格：0円

 iMovie
価格：0円

 Keynote
価格：0円

 Numbers
価格：0円

 Pages
価格：0円

 Safari
価格：0円

 Swift Playgrounds
価格：0円

 Xcode
価格：0円

 カメラ
価格：0円

 カレンダー
価格：0円

 計測
価格：0円

 写真
価格：0円

 時計
価格：0円

 ビデオ
価格：0円

 ヘルスケア
価格：0円

 ボイスメモ
価格：0円

 メール
価格：0円

 メッセージ
価格：0円

 メモ
価格：0円

※「Xcode」はMac用のアプリのためiPhone・iPadでは作動しません

静止画・動画の撮影に役立つアプリ

 Microsoft Pix カメラ
価格：0円

 Slow Shutter Cam
価格：240円

Video 2 Photo-HD
価格：360円

 さかのぼりビデオLite
価格：0円

 さかのぼり連写カメラLite
価格：0円

 シンプルカメラ高画質
価格：0円

研究や学習に役立つアプリ

 CT・MRI解体新書
価格：1,900円

 ECG - 心電図症例集
価格：0円

 Google 翻訳
価格：0円

 Inoreader - RSS＆ニュースリーダー
価格：0円

 isho.jp
価格：0円

 Kindle
価格：0円

 M2Plus Launcher
価格：0円

 m3.com
価格：0円

 PubMed CLOUD
価格：0円

 teamLabBody-3DMotion Human Anatomy-
価格：3,600円（キャンペーン時3,000円）

 teamLabBody-Internal Organs-
価格：1,600円

 The Lancet
価格：0円

 医学界新聞
価格：0円

 筋肉｜骨格-解剖学3Dアトラス
価格：0円

 最新医学大辞典・医学略語統合辞書【医歯薬出版】
価格：15,800円

 ステッドマン医学大辞典 改訂第6版
価格：18,800円

 単語帳アプリ単語帳メーカー
価格：0円

 南山堂医学大辞典 第20版
価格：18,800円

 ナースフルお薬事典
価格：0円

 フルル大辞典
価格：0円

本書に登場するアプリ一覧

急変・救急ナースフル疾患別シリーズ
価格：0円

循環器疾患ナースフル疾患別シリーズ
価格：0円

整形外科ナースフル疾患別シリーズ
価格：0円

脳神経疾患ナースフル疾患別シリーズ
価格：0円

理学療法士国家試験 medixtouch
価格：0円

計測や解析に役立つアプリ

Dartfish Express - スポーツ映像分析
価格：840円

Measure
価格：0円

Metronome: Tempo Lite メトロノーム
価格：0円

Spectrum View
価格：0円

Spectrum View Plus
価格：960円

Walker - 歩数計 Lite
価格：0円

加速度・ジャイロスコープ・磁力センサーロガー
価格：0円

ぽけっと定規
価格：0円

情報の記録や管理に役立つアプリ

Adobe Acrobat Reader
価格：0円

Adobe Fill & Sign
価格：0円

Adobe Scan
価格：0円

Dropbox
価格：0円

Evernote
価格：0円

GoodReader
価格：720円

Google ドライブ - 安全なオンライン ストレージ
価格：0円

iRig Recorder
価格：1,200円

iRig Recorder LE
価格：0円

 MetaMoJi Note Lite
価格：0円

 MindNode6
価格：0円

 アイデアメモ
価格：0円

 さかのぼりボイスメモ Lite
価格：0円

 付箋メモ帳 Quick Memo+
価格：0円

コミュニケーションに役立つアプリ

 050 plus
価格：0円

 LINE
価格：240円

 Skype for iPhone
価格：0円

 UDトーク
価格：0円

 UD手書き Pro
価格：0円

 手書き電話UD
価格：0円

 筆談パット
価格：0円

 指伝話ちょっと
価格：0円

そのほかの役立つアプリ

 TED
価格：0円

 tenki.jp
価格：0円

 The Weather Channel：てんき気象情報更新
価格：0円

 YouTube
価格：0円

 頭痛ーる
価格：0円

 プレゼンタイマー
価格：0円

マジックポーザー – アーティストのためのポージングツール
価格：0円

第1章
基本アプリでここまでできる

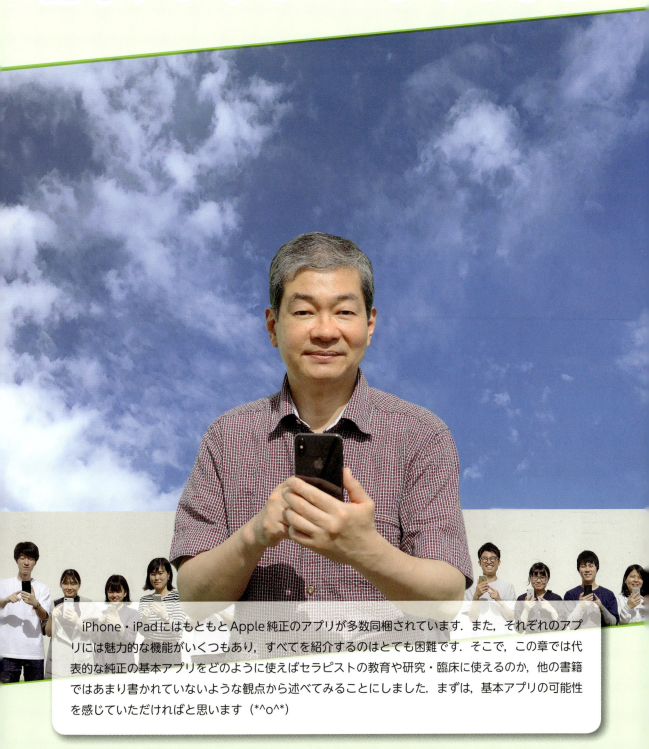

iPhone・iPadにはもともとApple純正のアプリが多数同梱されています．また，それぞれのアプリには魅力的な機能がいくつもあり，すべてを紹介するのはとても困難です．そこで，この章では代表的な純正の基本アプリをどのように使えばセラピストの教育や研究・臨床に使えるのか，他の書籍ではあまり書かれていないような観点から述べてみることにしました．まずは，基本アプリの可能性を感じていただければと思います（*^o^*）

第1章 基本アプリでここまでできる

1 使う前にセキュリティー対策
備えあれば憂いなし

iPhone・iPadを使用する場合，多くは自前の端末を使用しているものと思います．iPhoneやiPadには持ち主の情報だけでなく，第3者の情報が入るわけですから，十二分に注意しなくてはなりません．

1 パスワードののぞき見を防止する

Situation	・iPhone・iPadを第3者に覗かれないようにしたい ・まわりに人が多く，パスワードが丸見えになる
解決法	・基本，パスワードではなくTouch ID・Face IDを使用する

　セキュリティーについて，まず頭に浮かぶのは**パスワード**での管理かと思いますが，使用している際の盗み読みの可能性が考えられます．しかし，**Touch ID**（指紋認証）または**Face ID**（顔認証）を使用していれば，**パスワード**の盗み読みはまず起こらないと言えます．

　ただし，**Touch ID**は手袋を使用していたり，指が濡れていたりしていると使えません．**Face ID**はメガネは大丈夫ですが，マスクを使用していると使えません．ただし，マスクは顎まで下げればなんとか使えます（図1a）．意外でしたが，フェイスパックは認識してくれました（笑）（図1b）．

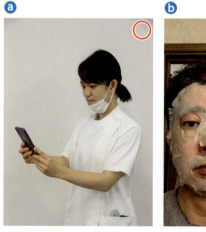

図1 Face IDを使おう
a) Face IDはマスクを顎まで下げると認証できる
b) 意外なことに，これくらいのフェイスパックは問題なく認証可能

2 指紋認識が悪いとき

Situation	・Touch ID の認識が悪いとき
解決法	・同じ指を複数登録する ・季節の変わり目には指紋を登録しなおす

　Touch IDの認識が悪い場合は，同じ指を複数登録すると読みとり精度が上がります．また皮膚の状態が変化する季節の変わり目には，登録しなおすことにより精度を維持できます．

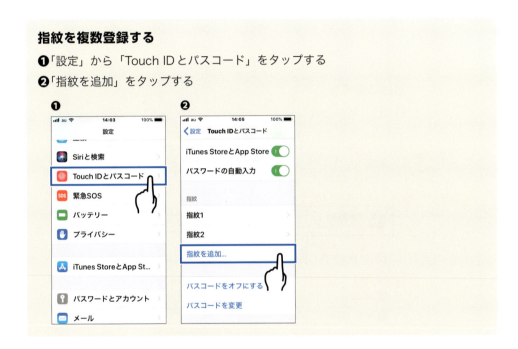

指紋を複数登録する
❶「設定」から「Touch IDとパスコード」をタップする
❷「指紋を追加」をタップする

3 盗難に備える

Situation	・盗難され，情報が盗まれるのを防ぎたい
解決法	・「iPhone（iPad）を探す」を有効にする ・「パスコードの入力に10回失敗すると消去する」を有効にする

　現実的には情報の抜きとりより，物理的な窃盗が問題になることが多いかと思います．盗まれない工夫も重要ですが，盗まれたときに対応できるようにしておきましょう．「iPhoneを探す」を設定しておくと，紛失した際にPCブラウザやほかのiPhone・iPadから地図上で位置を知るだけでなく，**遠隔操作**で音を鳴らしたり，**画面操作のロックやデータの消去**ができます（図2）．

患者情報のように，外部に流出すると問題となるような情報は，施設から退出する前に母艦となるPCにコピーして，iPhone・iPadから消去してしまうのがよいかと思います．

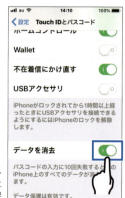

図2　データを消去
「Touch IDとパスコード」の一番下にあり，パスコード入力を10回間違えるとiPhone・iPad上のデータをすべて消去して流出を防ぐ．PCに保管したデータは残るので問題ない

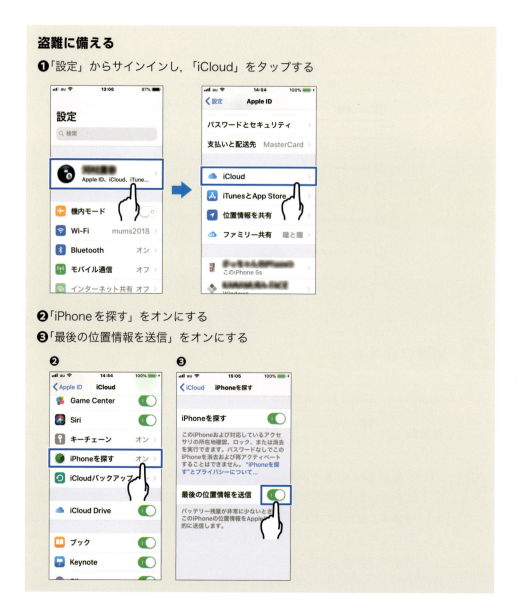

第1章 基本アプリでここまでできる

2 カメラを使いこなそう
思いどおりの写真・ビデオが撮れる

iPhoneの「カメラ」が静止画・動画を問わず優秀なことはご存じのとおりです．また，その撮影の気楽さから，今まで写真やカメラに疎かった人が積極的に使いだし，世界で最も使用されているカメラとなったことも周知の事実です．

しかし，皆が学習や研究のための撮影方法が修得できているかというとそうではありません．ここでは，医学写真・動画として役立つノウハウについて説明していきます．

1 機能を知ろう

「カメラ」はおそらく最もよく使うアプリです．そこで，この項を読む前にここでざっと操作画面のおさらいをしておきましょう．

撮影画面の解説

● **フラッシュ**
・フラッシュを自動/オン/オフから選択できる
※暗いときに補助光を発光するのだが，書類撮影の際に影を消すのにも役立つ

● **HDR***
・タップすると，HDRを自動/オン/オフから選択できる
※ぶれやすくなるのでオフにしておいた方がよい．初期設定では自動HDRに設定されているため，表示はされていない．表示させるためには，「設定」から「カメラ」→「自動HDR」をオフにする

● **Live Photos**
・タップすると，Live Photosを自動/オン/オフから選択できる
※シャッターを押した前後1.5秒の動画を撮影でき，シャッター音を小さくする効果もある

● **タイマー**
・タップすると，オフ/3秒/10秒からセルフタイマーを選択できる

● **フィルタ**
・タップすると，8つのカラーエフェクトからフィルタを選択できる

（次ページへ続く）

●撮影モード
・画面を左右にスワイプして，タイムラプス／スロー／ビデオ／写真（／ポートレート）／スクエア／パノラマの6（7）種類から撮影モードを選択できる
※ポートレートは一部の機種では使用できない

●サムネイル
・タップすると直近に撮影した写真が表示される

●撮影ボタン
・静止画モード時はタップするとシャッター音が鳴り，撮影ができる
※押し続けると，秒10コマ程度の連写ができる
・ビデオモード時はタップすると撮影が開始でき，もう一度タップすると撮影が終了する

●カメラ切り替え
・タップするたびに，レンズが背面カメラと前面カメラに切り替えられる

＊HDR機能とは…
ハイダイナミックレンジ（High Dynamic Range imaging）の略．露出の異なる複数写真を合成し，よい部分だけを残したまま1枚の写真に仕上げる機能．iPhoneでは，3枚の写真を撮影し，その場で合成する．肉眼で見るのに近い自然な仕上がりになる

撮影モードの解説

●写真
・基本の撮影モード，長方形の写真が撮影できる

●スクエア
・タテヨコ比1：1の正方形の写真が撮影できる

●パノラマ
・左右にワイドな写真が撮影できる
※iPhoneを90度傾けると上下方向のワイド写真も撮れる

●動画
・通常動画が撮影できる
※画質は「設定」→「カメラ」→「ビデオ撮影」で設定できる．可能な限り，4K/60 fpsをお勧めする

●スロー
・iPhone 5sでは1/4倍速，iPhone SE以降では1/4倍速または1/8倍速のスローモーション動画が撮影できる
※普通の速度での再生もできるので，動作観察の際には常時このモードで撮ってもよい．ただし，解像度は4Kに劣る

●タイムラプス
・スローモーションとは逆の早送り動画が撮影できる
※ただし，再生は常に30秒に限定される

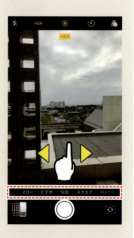

2　iPhoneだからできる撮影

A) レンズの位置を活用する

Situation	● 研究や教材として役立つiPhoneにしかできない撮影がしたい ● アプリの特殊機能ではなく，筐体の構造から考えられる特殊撮影を考えたい
解決法	● 床面に限りなく近いローアングルで撮影する

カメラ
（無料）

　iPhoneやiPadのカメラのレンズ，特に**背面レンズ**は本体の端の方に設置されています（**図1**）．iPhone 5sでは端からの距離は1.0 cm，iPhone Xでも1.2 cm程しかありませんし，これはiPadでもほとんど変わりません．そのため床面や壁面ギリギリの視点から撮影できます．例えば床に接触した**足底面**の状況などは，ほかの本格的なカメラよりもずっと撮影しやすくなります（**図2**）．

　ただし，iPhone 6以降の機種では側面が丸くなっているため，自立しません．手で支えるなり，台を置くなりしないといけないのはちょっと不便ですね．

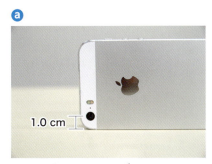
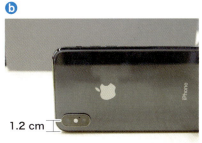

図1　iPhoneのレンズ
iPhoneのレンズは小さく，しかも端に寄っているため床面や壁面のすぐそばから撮影できる（aはiPhone 5s，bはiPhone X）

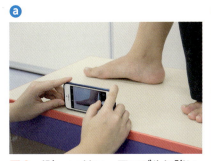
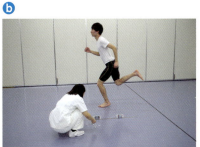

図2　iPhoneはローアングルに強い
足部の床面への設置状況や扁平足の観察に使いやすい．また，床に直接複数置くことにより，歩行時の足底接地もとりこぼさず撮影できる．シャッターは付属のイヤホンのボタンを押すことによっても可能

B）筐体の構造を活用する

Situation	● 三脚を設置するスペースがない状況下で，1人で，自分自身も含め撮影がしたい
解決法	● 両面粘着パッドを使用する

　iPhoneに限らず，スマートフォンの多くは薄くて軽いので，**粘着パッドを使用して壁面やガラス窓，場合によっては天井にも貼り付けられます**（図3）．専用品でなくとも，**耐震パッド**も流用できます．**粘着パッド以外に磁石やプッシュピン**（画鋲）なども利用できます（図4）．
　ただし，天井や高所に貼り付ける際にはくれぐれも落下には気をつけてください．製品により固定力はさまざまですので，自己責任ということで…．

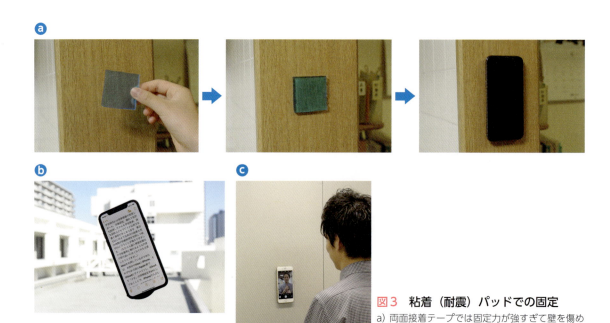

図3　粘着（耐震）パッドでの固定
a) 両面接着テープでは固定力が強すぎて壁を傷めてしまう．その点，粘着パッドは短期間なら壁を傷めにくいので重宝する．ただし，その分落下しやすいので注意が必要
b) ガラスのような平滑なものに固定するのにも最適
c) 対面撮影モードにすれば，鏡がわりにも使える

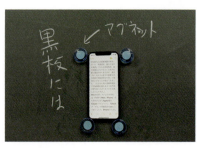

図4　黒板への固定
黒板にはマグネットが重宝する

C）レンズの小ささを活用する

Situation	・目で覗いて見るものを撮影したい
解決法	・レンズをぴったりつける（何でもOK）

本格的なカメラと比べ，iPhoneのレンズはとても小さいです．基本的には，レンズは口径の大きい方が相対的に優秀なのですが（iPhoneはレンズの大きさに比べると画質は優秀ですよ），小さいがゆえに応用が利く側面もあります．それは，肉眼で覗けるところはどこでも写すことができることです．例えば**虫眼鏡**や**望遠鏡**，**顕微鏡**や**カメラのファインダー**など目で覗くことができるところは普通に撮影できます（図5）．これはけっこう応用の利く機能です．

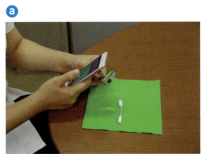
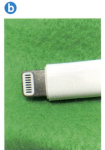

図5　虫眼鏡でクローズアップ
虫眼鏡はちょっとした拡大撮影に役立つ

3　医学写真・動画をちゃんと撮る

A）撮影対象を歪みなく撮る

Situation	・普通に撮影すると頭でっかちになったり，近くのものが大きく写りすぎる
解決法	・iPhoneは水平に構え，できるだけ離れて望遠で撮影する （ただし，Dualレンズの望遠では不十分）

歩行観察のように画像に歪みがあると困る場合には**望遠**で，かつ**矢状面・前額面**に平行に撮影することが大切です．iPhone・iPadのレンズは広角側に片寄っており，撮影の際にどうしても広角レンズ特有の歪みが出てしまいやすいです（図6，7）．また，iPhone Xや8に代表される**Dual**レンズは標準・望遠レンズとされていますが，実際には広角・標準レンズの組合わせです．例えば，iPhone 7・8の標準レンズは35 mmカメラ換算で焦点距離が28 mm前後，望遠レンズでは57 mmです．iPhone X（XS）ではそれぞれ，28（26）mm，52（52）mmです．自撮りに使われる画面側のレンズはすべての機種で32 mmです．

自然な遠近感を得るためには**80 mm以上**，角度などを測定したければ最低**100 mm以上**の焦点距離が必要です．

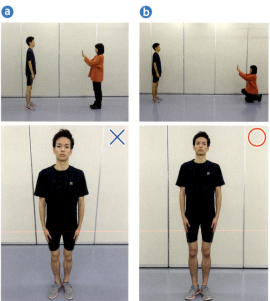

図6 iPhoneのレンズと撮り方
a) 広角で，ふつうに近づいて写真を撮ると，頭でっかちの歪んだ写真になる
b) 離れて望遠（×3ぐらい）で，対象の中心付近の位置で撮ると，歪みのない写真が撮れる．人の全身像を撮る場合は，ヘソの高さぐらいが具合がよい

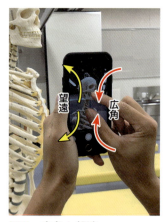

図7 広角と望遠
カメラ撮影の際，画面上でピンチ動作を行えばズーム機能が働く

広角と望遠を切り替える（DualレンズのiPhoneのみ）

❶ 「1X」と書かれている部分をタップすると「2X」となり，2倍の望遠レンズに切り替わる
❷ 再度同じ部分をタップすると「1X」に戻る
❸ ロングプレスすると，ズームの表示が現れる
❹ 指をスライドするとズーミングされる

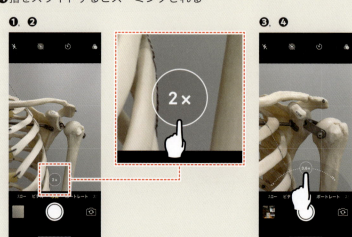

■ 35 mm換算とは

　実はカメラのセンサーによって同じ焦点距離のレンズでも映る範囲が異なります．そこで，昔から使われていた35 mmフィルムカメラの焦点距離になおして，表記したものが「35 mm換算で100 mm」という表現です．意味がよくわからない人は，デジカメの入門書に必ず書かれてますので，そちらを参考にしてください（必殺の丸投げ）．あるいは，35 mm換算で50 mm前後は標準，それより小さいものは広角，大きいものは望遠と覚えておいてください（ざっくり感が…）．

B）歩行観察しやすい動画を撮る

Situation	・矢状面で歩行を動画撮影すると真横から撮れる時間が短い ・前額面で歩行を撮ると，数歩でサイズが大きく変わってしまう
解決法	・できるだけ望遠で撮影する

カメラ
（無料）

　iPhoneで歩行を撮影すると，矢状面では真横から撮っているはずなのに，斜めから撮れている場面が多かったり（図8a），前額面で撮るとすぐ画面からはみ出したりします（図9a）．

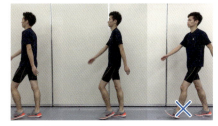
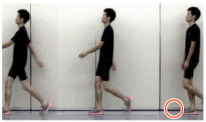

図8　矢状面での撮影
a）広角で撮影すると，画面の両端では斜め方向から撮影したような画像となり，股・膝関節の角度を測定するのに不向きなものとなる
b）望遠で撮影すると，画面の両端でも，ほぼ真横から撮ったような画像が獲得できる

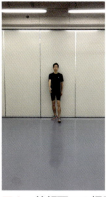
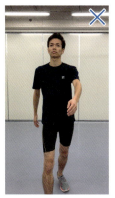

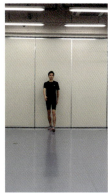
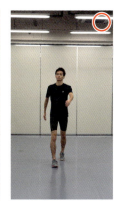

図9　前額面での撮影（それぞれ同じ距離だけ前後）
a）前額面では広角で動画撮影すると，数歩で画面からはみ出してしまい，落ち着いて観察できない
b）望遠で撮影すると，多少近づいても人物の大きさがあまり変化せず，観察が容易になる

これは，iPhoneのレンズが広角側に寄っているために起こる現象です．できるだけ，**ズーム**を効かせて**望遠（×4以上）**で撮ることをお勧めします（図8b, 9b）．また，「**ビデオ**」だと写真よりも望遠になったように感じますが，長辺側の撮影範囲は変化ないようです．

C）望遠側で撮影すると画質が落ちる

Situation	・望遠になるほど撮影画像が荒れる
解決法	・使用目的により撮影サイズを抑える （ハイビジョンでのビデオ撮影なら2.1倍まで，計測のための写真ならば，4.2倍まで可能） ・外付レンズを使う

動作観察するために望遠で撮影した方がよいと述べましたが，iPhoneの望遠撮影には欠点があります．それは，望遠になればなるほど，画面が荒れることです．これは，iPhoneがズームレンズを搭載しておらず，撮影した画面の周囲を切りとって，あたかも望遠になったかのように見せる**デジタルズーム**という機能を使っているためです．そのため，1番広角の場合（Dualレンズでは1倍と2倍）でのみ最高画質の撮影ができます．実際の撮影では，必要とされる画質を考えて望遠の程度を考えましょう．

■外付レンズを使う

画像の荒れの最もよい解決法は，**外付の望遠レンズ**を装着することです．ただし，装着の煩わしさがあり，また，若干可搬性が損なわれます．私はiPhoneケースにもなる**外付レンズ**を使用しています（図10）．

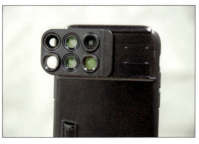

図10 外付レンズ
外付レンズにも各種あるが，私はレンズをスライドさせるだけで「望遠」，「広角」，「魚眼」，「クローズアップ」，それぞれのレンズが選べるものを使用している

■撮影サイズを抑える

ハイビジョンクラス（1920×1080ピクセル）のモニターで部分拡大せずに使用することを想定すると，**デジタルズーム**で撮影を行う場合は，1200万画素でDualレンズ搭載のiPhone Xならば4.2倍まで可能です．ただし，暗い環境下では明るい広角レンズで**デジタルズーム**を使用するので2.1倍までとなります．

この倍率は，ビデオ撮影でも同じと考えて，試してみました．実際，iPhone Xの**1080 pフルHD画質**で試したところ，望遠側にズームすると3倍でも若干画質は落ちはじめています．いくつか試したところ，理論値と若干違いがありますが，**1080 pフルHD画質**での録画の場合，実用上4〜5倍のズームで止めておけば問題ないようです．

D）逆光でもきれいに撮る

Situation	・後ろに窓をおいた逆光撮影で，被写体が真っ黒で見えない
解決法	①撮影場所を変える ②カーテンやブラインドを閉める ③「カメラ」の露出補正を行う

カメラ
（無料）

まずは，**撮影場所**を考えましょう．よくある失敗ですが，患者の後方に明るい窓があるような場面では，患者は暗く写り，股関節や膝関節など観察したい箇所が見えにくくなります（図11a）．この場合，撮影場所を変えるのがベストなのですが，どうしても場所を変えることができない場合は，ブラインドを降ろすと患者がしっかり見えます（図11b）．「**カメラ**」の**露出補正**でも患者の状態を把握することが可能ですが，コントラストが低下するため，学会発表や書籍掲載には向いていません（図11c）．**露出補正**はどうしても場所・時間の融通が効かないときに使用するものだと考えてください．

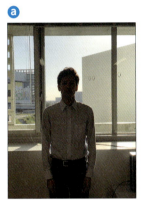
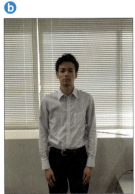
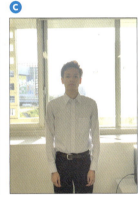

図11　逆光への対応
a) 後ろに窓を置いた逆光撮影では対象者が全く見えない
b) ブラインドを降ろすと対象者がしっかり見える
c) 露出補正でも対象者の状態を把握することは可能だが，コントラストが低下するため，学会発表や書籍掲載には向かない

露出補正をする
❶露出を合わせたい部分をタップすると，そこに露出が合う
❷指を上下にスライドし，明るくしたり暗くしたり露出を変える

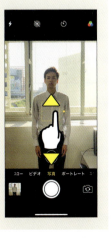

E) マーカーを目立たせる

Situation	・身体や床などに付けたマークが見えにくい ・マークだけしっかり見えるように撮影したい
解決法	・市販の反射テープと自撮りライトを使う

カメラ（無料）

　歩行の撮影や床への**マーキング**など，マーカー自体は邪魔にならないくらい小さく，しかもしっかりと目立つように撮影したい場合が往々にあります．その場合，市販の**反射テープ**をマーカーにするとよいでしょう．**反射テープ**は再帰反射という，光源の方に受けた光を反射させるタイプを使います．レンズの脇でライトを点灯させると，その光がライトの方に反射されるので，きわめて輝度の高いマーカーとして使用できます（図12）．

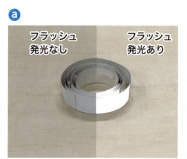
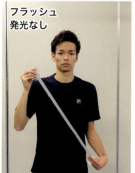
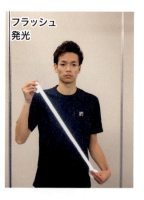
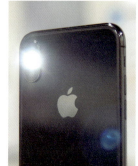

図12　マーカーを目立たせる
a) 反射テープに内蔵フラッシュを当てて写真を撮ると，あたかもテープが発光しているように輝く
b, c) 人の全身など，離れて撮るときは内蔵フラッシュでは光量が不足するため，自撮りライトが重宝する

F）長時間の記録を撮りたい

Situation	・集団の動線や個人の活動量を視覚的に把握したい ・数時間の変化を映像記録したい
解決法	・タイムラプス機能を使う

カメラ（無料）

　タイムラプスはテレビなどでよく見かける，雲の動きや花の開花などを時間を縮めて見ることができる機能です．基本的には，iPhoneを固定して撮影すれば簡単に撮れます．ただし，1コマずつの時間設定はできず，1時間撮影しようが5時間撮影しようが，すべて30秒の動画にされてしまいます．

長時間の記録を撮る：タイムラプス
❶iPhoneを固定し，タイムラプスに設定して撮影ボタンをタップするとタイムラプス撮影がはじまる
❷再度撮影ボタンをタップすると終了し，30秒に縮められた動画が得られる

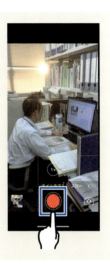

G）動作観察が苦手

Situation	・立ち上がりや歩行観察するのが苦手 ・動きが速すぎて，眼が追いつかない
解決法	・スローモーション撮影する

カメラ（無料）

　動作観察が苦手な人は，動きが速すぎて目が（あるいは意識が）追いついていない場合がほとんどです．かといって実際の動作をゆっくりしてもらっても慣性力が小さくなり，動作が変わってしまいます．そこで，動画を撮影する際に**スローモーション**で撮ることをお勧めします．**スローモーション**で撮っておくと，実際の速さでも**スローモーション**でも自由自在に再生時に選択できるので，観察や記録も易しくなります．

スローモーション撮影

❶「カメラ」をスローに設定する

※普通の撮影の4倍，あるいは8倍ゆっくりとした動きで撮影される

❷「写真」で動画を選択し，スケール（□）をドラッグしスロー再生する部分を設定する

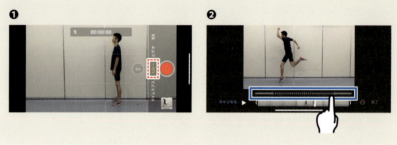

H）シャッター音を小さくする

Situation	・病室や静かな環境なので，できるだけシャッター音を小さくしたい
解決法	・Live Photosで撮影する

カメラ
（無料）

　日本では基本シャッター音は無音では撮影できません．しかし，犯罪抑止のためとはいえ，静かな場所でのあの大きなシャッター音は困りものです．実は，純正の「カメラ」で少し静かに撮影する方法があります．それは，Live Photosで撮影する方法です．シャッターを押した瞬間の写真とその前後1.5秒ずつの動画（1440×1080ピクセル，15 fps）が記録され，最後の動画撮影が終わった瞬間にピコッという小さな音が鳴るだけですみます（図13）．

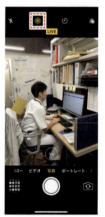

図13　シャッター音を小さくする：Live Photos

第1章 基本アプリでここまでできる

3 写真を使いこなそう
映像データを自由に管理

「写真」は，静止画・動画を閲覧する基本アプリとなります．写真の表示のみでなく，任意のデータを集めたアルバム作成，静止画の露出自動および手動補正，手書き入力，iPhoneで撮影した動画の簡易編集などができ，それぞれの機能は高度なものではないにしろ，基本的な編集機能は押さえています．

1 デジカメで撮った静止画を「写真」で使えるようにする

Situation	・デジカメで撮った写真がiPhone・iPadに取り込めない
解決法	・SDカード（microSDカード）を読みとるアダプターを使用する

写真
（無料）

　Apple純正のApple Lightning SDカードカメラリーダーを使用するとデジカメで撮った静止画をiPhone・iPad本体にコピーできます．静止画データの場合，ほとんどがJPEGと呼ばれる各社共通の形式なので，読み込みに不都合が出ることは少ないはずです．

　また，サードパーティー（他社）から**読みとりアダプター**が発売されています（図1）．純正品以外は専用のアプリを使用することが多いのですが，その分読み込めるデータの種類が多かったり本体にコピーせずに再生できるなど多機能です．

　ただし，iPad Pro（2018）ではコネクターがUSB-Cに変わっています．アダプターを購入する際には気をつけてください．

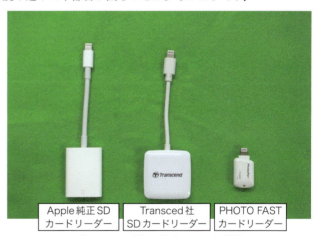

Apple純正SD カードリーダー　　Transced社SDカードリーダー　　PHOTO FAST カードリーダー

図1　サードパーティー製アダプターは多機能
a) 写真や動画の読み込みのみサポート
b) microSDカードも使える．読み書きどちらも可．ただし，iPhone X・8未対応
c) microSDカード専用だが，動画をiPhoneにコピーせず再生できるなど多機能

2 iPhone・iPadの空き容量がない

Situation	・iPhone・iPad本体の空き容量が少なく，新しく静止画や動画データを入れることができない ・本体のデータを移行したいが，よく使うデータなのでいつでもみられるようにしたい
解決法	・サードパーティー製のSDカード（microSDカード）を読みとるアダプターを使用する

写真
（無料）

　先ほど紹介したようにサードパーティー（他社）製カードリーダーを使えば（図1），本体の空き容量を気にせず，多くの静止画・動画を持ち歩くことができます．

　また，静止画・動画以外に音楽やほかのデータをSDカード内で扱えるものもあり，空き容量の少ないiPhone・iPadを使用している際には一考の価値があります．

3 撮影に失敗した写真を修正する

A）色がおかしかったり，露出を間違えた場合

Situation	・静止画の色合いがおかしい ・撮影した静止画が，暗すぎた（明るすぎた）
解決法	・「写真」の編集機能を使う

写真
（無料）

　「決定的瞬間を撮影した！」にもかかわらず，照明の具合で**色かぶり**していたり，あるいは写っていた静止画が暗すぎたり明るすぎたりする場合もあるかと思います．その場合，「**写真**」の編集機能を使うと簡単に調整することができます（図2）．ただし，高機能な**静止画編集ソフト**と比べ，細かな調整が苦手ですので，あくまで簡易救済措置と考えてください．また，静止画データは明るすぎるものは多くの画像情報がなくなってしまっているため修正が難しく，逆に暗いものは意外に修正がしやすいことを覚えていた方がよいでしょう．

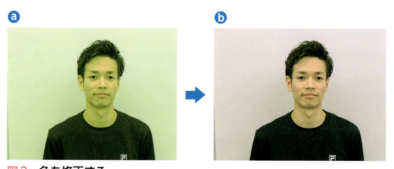

図2　色を修正する
カメラのホワイトバランスがうまく働かなくて，蛍光灯の緑色に色かぶりしてしまった場合でもそれなりに見やすい画像になる

色を修正する

❶「写真」を起動し，修正する写真をダブルタップする
❷「編集」をタップする
❸「✨」をタップすると自動的に色補正される

❶ 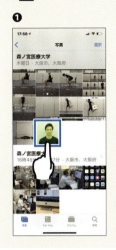 ❷ 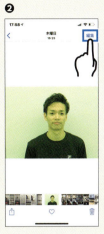 ❸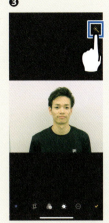

露出補正を行う

❶「色を修正する」と同じように，写真を選択し，「⚙」ボタンをタップする
❷「ライト」をタップする
❸写真が並んでいるバーをドラッグして明るさを調節する
❹「✓」をタップして保存する
※「写真」内で補正したものはいつでも元に戻せる

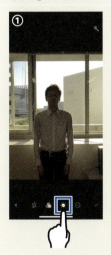 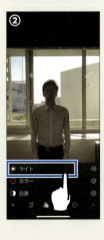 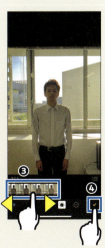

B）大事な画像の色をなんとかする

Situation	・学会や書籍で使いたい静止画なのに，どうしても色がおかしい
解決法	・編集機能でいっそのことモノクロにしてしまう

写真
（無料）

　明日発表があるのに，「今確認した写真の色がおかしい．修正も難しいし，どうしよう？」という場面になったことはありませんか？その際は，いっそのこと色をなくしてしまえば気になりません（図3）．いまどきのスライドで，**モノクロ画像**が出てきたらちょっと違和感がありますが，変な色合いで「皮膚科疾患？」などと，よけいな勘ぐりなど入れられるよりはましかと思います．

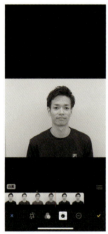

図3　モノクロで保存する

第1章 基本アプリでここまでできる

4 ビデオを使いこなそう
いつでもどこでも動画を再生

「ビデオ」は，iTunes Store で販売されている動画や，ほかの機器で撮った動画を再生するアプリです．

まだ，iPhone が発売される前，私が発売されて間もない iPod touch を購入するきっかけになったアプリです．非常勤の先生が学生に介助法を指導するときに，手元にあった iPod touch をとり出し，ビデオで動作を見せて説明したのを横で見て感動を覚えました．ただし，今では「写真」とその機能が被っており，特徴はビデオを見ながらほかのアプリを使うことができる Picture in Picture 機能ぐらいになってしまいました（しかも，iPhone では使えず，iPad のみ）．ただ動画を再生するだけのアプリですが，「手に乗るサイズ」で「いつでも使える」ことが思ってもみない活用法を生み出します．

ビデオカメラやデジカメで撮った動画を「ビデオ」で使えるようにする

Situation	● 手持ちのビデオカメラやデジカメで撮った動画が再生できない
解決法	①撮影の際，データを H.264 MP4 に設定する ②PC の動画変換ソフトで変換する

ビデオ
（無料）

A）動画の変換をする

解決法で録画データの形式を示していますが，じつはそのまま iPhone や iPad で再生できる形式で録画できるビデオカメラやデジカメはあまりありません．一般的にアクションカメラと呼ばれる小型で水や振動にも強いカメラは MP4 を使用していますが，iOS 上での再生を保証しているわけではありません（そのまま使う場合は，自己責任ということで）．一般的なビデオカメラは，**AVCHD** と呼ばれるビデオ形式を使用しています．これは，4K カメラにも使用されていますが，高画質な分データが大きく，また特殊な形式のため扱いが困難です．

そこで役立つのが**動画変換ソフト**です．私がお勧めするのは，**HandBrake** という無料ソフトです．これは，Windows 版・Mac 版のどちらもあるうえにほぼ同じような使い方ができ，これで動画データを読み込んで変換すると，すぐに iPhone・iPad で再生できる動画になります．ほかにも無料のソフトが多数あるので，気に入ったものを使うとよいでしょう．

ここでのデータの扱いは，「ビデオ」に限らず，ほかのアプリでも応用可能なので参考にしてください．

AVCHD からの動画データのとり出し

一般的なビデオカメラのデータをパソコン上で見ると，このような構造になっている．

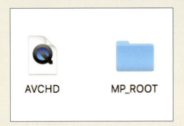

❶Mac では副ボタンクリック（右クリック）して「パッケージの内容を表示」でファイルを開く

※Windows ではこのまま AVCHD をダブルクリックする

❷BDMV ファイルがあるのでさらにファイルを開く

※ファイルの開き方は，❶と同様

❶
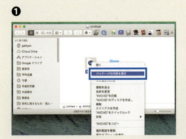

❷
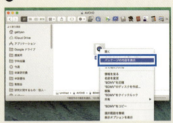

❸なかのファイル構造が見えたら「STREAM」をダブルクリックして開く

❹「STREAM」のなかに動画データがあるので，これを iPhone・iPad でみられる動画に変換する

❸
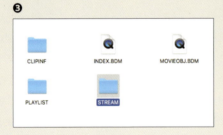

❹
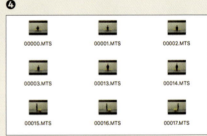

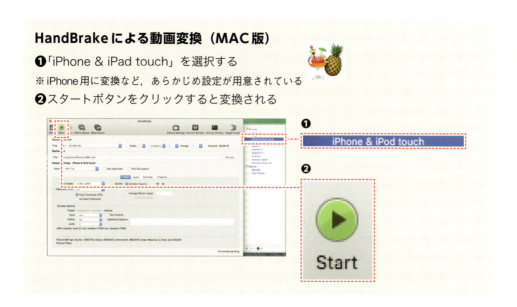

B) 動画を iPhone・iPad に送る

　　変換した動画は **iTunes** を用いて「**ビデオ**」にデータを送ります．Mac の場合，「**AirDrop**」でも転送可能ですが，その場合「**写真**」に転送されてしまいます（図）．

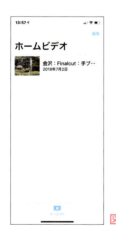

図　「ビデオ」での再生

第1章 基本アプリでここまでできる

5 メモを使いこなそう
まさに万能システム手帳

学習・研究の基本はノートに記録をとり，アイディアを書き込むことです．それでは既存のアナログノートの欠点は何でしょうか？
われわれが記録したいことには，文字では書ききれないことがたくさんあります．例えば，介助法を記録するのに文字と絵だけで誰かに伝えられる自信は有りますか？　動作が速いとか，肺雑音はどんな音かとか，それらを表現するのはきわめて困難です．写真はプリントすれば貼り付けられますが，動画は？　音はどうでしょう？　そこで，"メモ"アプリの登場となります．「メモ」は，これらのデータを1つの書類に混在させることができますが，扱いは紙のノートのようにとっても手軽です．ただし，紙のメモと同じで小さなノートは持ち運ぶにはよいのですが，記述するときには不便です．これはiOSデバイスでも同じで，iPhoneよりもiPadで使う方が便利です．

1 手軽に「メモ」を使う

A）ロック画面からすぐに「メモ」を起動する

メモ
（無料）

Situation	・ふだんから，メモを多用している ・すぐにメモをとることが多い ・手書きメモが書ければよい
解決法	・インスタントメモ機能を使う（ただし，iPadとApple Pencilが必要）

　メモ帳はもともと，ちょっとしたことを忘れないようにするためのノートです．そのため，思いついたり話を聞いたりしたときに，すぐに書きはじめる必要があるかと思います．そこで，iPadとApple Pencilの組合わせ限定ですが，ロック画面から素速くノートを起動する方法があります．ロック画面をApple Pencilで軽く触れて離すと「メモ」が起動します．Touch IDもパスワードの入力も必要ありません．ただし，テキスト入力はできませんので，あくまで素速くメモしたいときに使います．また，Apple Pencil非対応のiPadでは使えません．
　また，「メモ」の設定で，以下の項目も選べます．
・常に新規にメモを作成する
　前回メモをとってから「5分後・15分後・1時間後・1日に1回・（新規メモを作成）しない」を選べる
・ロック画面で最後に作成したメモを再開
・「メモ」で最後に表示したメモを再開

ロック画面からすぐに「メモ」が使う

●設定する

❶「設定」から「メモ」を選択し,「ロック画面からメモにアクセス」をオンにする

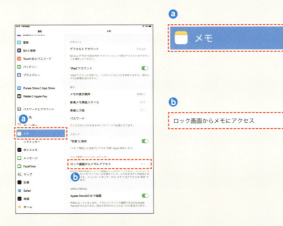

❷最初のメモ画面の設定を行う

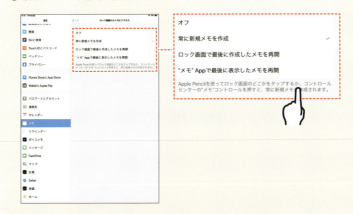

●使用する

❸ロック画面（電源ボタンを押して最初に出る画面）をApple Pencilでタップする
※先にホームボタンを押すと,パスワード入力画面が出るので注意

❹すぐに手書きメモ画面が現れる

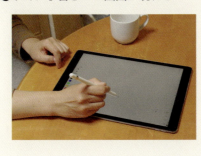
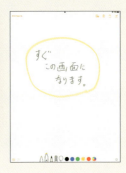

B) 手描きでイラストを追加したい

Situation	● テキスト入力していたが，挿し絵を入れたくなった
解決法	● Apple Pencilでロングタップ（長押し）する ● 指で操作する場合は，ペンマークをタップする

メモ（無料）

「メモ」はテキストと手書きイラストを混在できます．ただし，テキストと描画したイラストとを重なるように描くことはできません．行で区切って，テキストとイラストを混在させる形式です．それでも，ちょっとした覚え書きには十分な機能です．

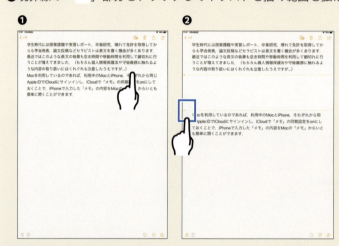

❶ イラストを追加したい部分をApple Pencilあるいは指でロングタップする
❷ 境界線の「　」部分をドラッグしてイラストを描く範囲を拡げる

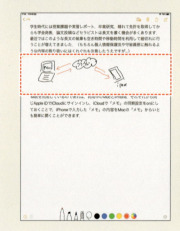

❸ 手描きでイラストを追加する

C）音声入力する

Situation	・iPhone でメモしたいがフリック入力が苦手 ・そもそも，ふつうのキーボードも苦手 ・歩きながら文字入力したい
解決法	・音声入力を使用する

「メモ」に限らず文字入力ができるほとんどのアプリで音声入力ができます．iOS の**音声入力**はかなり優秀です，実用の域に達していると思われます．実際，「超整理法」で有名な野口悠紀雄氏は，この**音声入力**を使い１冊の本を作成しています．使い方は簡単で，文字入力が必要な場面でキーボードのマイクのマークをタップすると音声入力を開始します．ただし，私の行った実験では 450 文字くらいで，音声入力が途切れてしまいました（図1）．

一度に入力するのは 400 文字くらいにして，一息入れては作業を続けるのがよいと思います．もちろん，歩きながら音声入力するときは周囲に迷惑のかからないようし，マイクのマークをタップするのには安全なところで立ち止まって行いましょう（図2）．

ⓐ
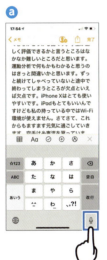

ⓑ
さてまた口述筆記を開始します．家までこれがたどり着けるかどうかがよくわかりません．明日の天気は一体どうなるんでしょう．関節可動域訓練開始したいかと思いますけども果たしてそれは可能でしょうか．府立病院の脳神経外科で診察を受けました．ROM エクササイズがちゃんとできるかどうか心配です．学生が正しく評価できるかと言うところはなかなか難しいところだと思います．運動分析で何もかもわかると思うのはきっと間違いかと思います．ずっと続けてしゃべっていないと途中で終わってしまうところが欠点といえば欠点です．iPhone X はとても使いやすいです．iPad もとてもいいんですけども私の持っている中では Wi-Fi 環境が使えません．さてさて，これからもますます元気に過ごしていきます．空手は糸東流を習っています．スクリブナーはとても良いソフトですけども，3 になってからどう使えばいいのかよくわからないが増えています．柄ブルはとても使いやすいアウトライナーですが自由度が高すぎて使っている人の能力とても

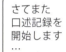
さてまた
口述記録を
開始します
…

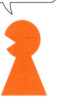

図1　音声入力する①
a）キーボードのもとに出てくるマイクのマークをタップすると音声入力が可能となる
b）ここに書かれている例文は，実際に私が家に帰る途中で歩きながら音声入力したもの．全くの無修正だが，かなり正確に入力できているのがわかる．ただし途中で話しかけるのを中断したり，この例文の長さくらいで音声入力が途切れてしまうので，時折入力できているか確認することをお勧めする

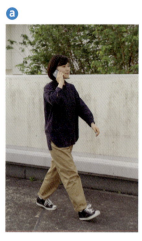 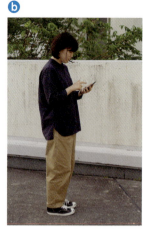

図2　音声入力する②
a) 音声入力ならば，iPhoneを注視しなくてもすむので歩きながら原稿を書くことができる．それでも注意力が落ちるので車や人通りの少ないところで行う
b) iPhoneを操作するときは必ず安全を確認し，止まって操作する

D) 手のひらをつけたままペン入力をする

Situation	・Apple Pencilが使えない機種で，手のひらをついてペンを使いたい ・Apple Pencil以外のペンで手のひらの接触を気にせず使いたい
解決法	・絵画用手袋を使う

メモ（無料）

　Apple Pencilとそれに対応するiPadを使用するときは，ふつうの紙のノートと同じように手のひらをついてApple Pencilが使えます．パームリジェクションという機能ですが，描くという作業に非常に便利な機能です．しかしながら，iPhoneや古いiPadにはその機能がありません．

　そこで役立つのが絵画用の手袋（二本指グローブ）です（図3）．もともとは手のひらで絵のキャンバスを汚さないようにするものですが，iPhone・iPadの画面と絶縁することができます．ただし，すべてのグローブでできるとは限りません．必ずテストしてから購入してください．

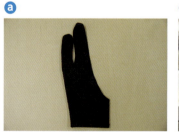 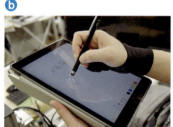

図3　古い機種でも手のひらをついてペン入力がしたい
a) 二本指グローブは千円以下で購入できる．絵画用品店や通販などで入手できる
b) 二本指グローブをつけて市販のiPad用ペンを使えば，どのアプリでもパームリジェクション機能が使える

2 本格的に資料整理をする

A） スキャンする

Situation	・たくさんの紙の資料があるのでデジタル化して使いたい ・書類をコピーしたいけどスキャナがない ・資料を撮影するとき傾きが気になる
解決法	・「メモ」の「書類をスキャン」機能を使う

　まだまだ紙の資料はたくさんあります．例えば，学校でもらう資料は紙でもらうのがふつうかと思います．また，研修会や勉強会での資料もほとんどが紙でできた資料です．

　紙の資料は使用する際の一覧性はよいのですが，いざ保存しようとした場合かさばりやすく，保存する場合にはかなり工夫しないと探すのが難しいものです．いかに読みやすい資料でも，見つけられなければ意味がありません．そこで，デジタル化することにより，保存性と探索性を改善します．本来は専用の**スキャナ**を用いるのがよいのですが，機材が高価なうえ，持ち運ぶのには向きません．そこで，iPhoneやiPadの「**メモ**」で「**書類をスキャン**」機能を使いデジタル化します．専用のスキャナのような**OCR機能**（文字データへの変換）はありませんが，傾き補正や複数ページの保存（最大24枚程度）ができるので紙の資料よりは使い勝手が向上します．

書類をスキャンする

❶「メモ」を呼び出し，「＋」マークをタップする
❷「書類をスキャン」をタップする
❸iPhoneを適当な台に乗せ，書類が画面に収まるように置く
※この時，フラッシュをオンにしておくと書類に影ができにくくなる
❹iPhoneが書類を検知し，自動で撮影される（多少の傾きは補正してくれる）

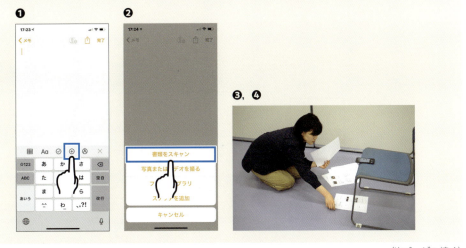

（次ページへ続く）

❺撮影すると，次の原稿を読める状態になるので，次の原稿に入れ替える
❻終了時には保存をタップする

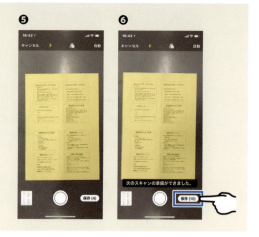

B）スキャンした資料を利用する

Situation	● スキャンした資料にコメントや挿絵を加えたい
解決法	● マークアップ機能を使う

メモ（無料）

「メモ」でスキャンした書類はただ見るだけでなく，ふつうの紙の資料と同じように書き加えることもできます．いろいろな場面で出てくる**マークアップ機能**ですが，スキャンした書類にも使えます．

スキャンした書類を利用する（マークアップ）
❶「メモ」を呼び出し，スキャンした書類をスワイプして，書き込みを入れたい書類をタップする
❷「共有ボタン」をタップする
❸「マークアップ」をタップする
❹自由に書き込みを入れる

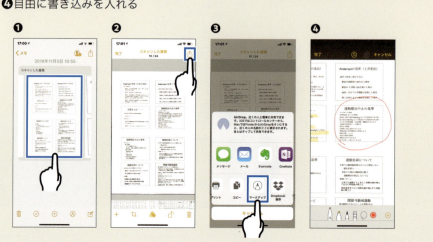

リハの現場でこんなに役立つiPhone活用術

C) スキャンした書類をほかのデバイスで利用する

Situation	・スキャンした資料をパソコンで使用したい ・スキャンした資料を他の人と共有したい
解決法	・PDFとして書き出す ・「メール」で送る

メモ（無料） メール（無料）

スキャンしたすべての書類を1つのiPhone・iPadに保存しておくわけにもいきません．また，パソコンから利用したい場合も往々にしてあるかと思います．その場合，PDFに変換すればパソコンに限らず多くのデバイスで使用可能になります．

スキャンした書類をほかのデバイスで利用する
❶「メモ」を起動し，スキャンした書類を選択する
❷「共有ボタン」から，「PDFを作成」をタップしてPDFにする
❸「共有ボタン」から，「メール」を選択し，パソコンに送る
※Macの場合は，同じApple IDを使用していれば，「メモ」自体を共有できる

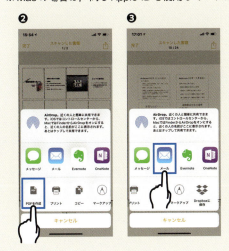

第1章 5 メモを使いこなそう

041

> 第1章 基本アプリでここまでできる

6 Clipsを使いこなそう
声で動画に字幕を挿入

「Clips」は簡易編集機能を備え待つ動画撮影アプリです．最大の特徴は，音声アナウンスを録画中に字幕のように文字として画面に書き込みができることです．動画を撮影しながら，気づいたことや，説明したいことを文字で記録するのに適しています．音声が入っているから文字は必要ないと思っているかもしれませんが，これがどうして，動画に文字が入っているだけですごくわかりやすくなります．

ただし，撮影動画はすべて正方形にトリミングされてしまいます．また，録画ボタン（赤い楕円）を押している間だけ録画するということも覚えておいてください．

1 録画する

●動画撮影中に文字入力する

Situation	・動画撮影中に気づいたことをメモしたい ・動画に文字入力したいが難しそう ・動画に説明文字を入れたいが，iPhoneでの文字入力が苦手
解決法	・動画撮影中に話しかけるだけで文字が挿入される

Clips
（無料）

　　動画の中の音声での説明は意外にわかりにくく，聞き逃したときは巻き戻して再度聞く必要があります．その点**字幕**があると理解の度合いが大きく改善します．また，物品の名前など聞いただけではわからないものを紹介するときには重宝します．それ以外にも動画の編集を「iMovie」などで行う際にも，いちいち再生して音声を聞かなくても，画面のサムネイルだけで内容について判断できます．これらのことを考えると，「Clips」には大きな利点があると言えます．

動画撮影中に文字入力する

❶「Clips」を起動し,「▭」をタップする
❷文字入力する位置を選ぶ
❸文字の配置を確認する
❹「✕」をタップして決定する
※まず文字の場所を設定する．これを忘れると，撮影中入力できない

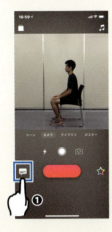
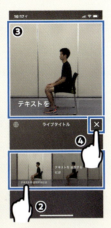

❺赤いボタンを押し続けて撮影する
※押し続けるのが苦手な人は，ボタンを押し上げるようにスライドさせると次にボタンをタップするまで連続撮影となる
❻撮影中にiPhoneに話しかけて文字入力する
※「まっすぐ立ってください」と話すと図のように入力される

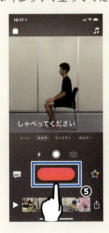
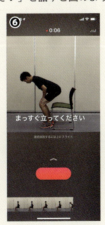

2　あらかじめ撮っておいた動画を利用する

A）「写真」に登録されている動画を取り込む

Situation	・以前撮影した動画や静止画に文字を追加したい
解決法	・ライブラリから取り込み，撮影しているときと同じように文字を音声入力する

　今から撮影を開始するなら，「Clips」で直接撮影すればよいのですが，過去に撮った動画に文字で説明を入れたいことはよくあります．「Clips」は**写真**に撮りためている動画にもアクセスできます．ただし，普通の動画は横長の画面なのに対し，「Clips」は正方形の画面ですので注意が必要です．もちろんどうしても必要なものが画面に入りきらない場合は，撮り直しが必要です．

あらかじめ撮っておいた動画を利用する
❶「Clips」を起動し，「ライブラリ」をタップする
❷読み込む動画あるいは静止画をタップする
※あとは，通常の撮影と同様に文字を音声入力する

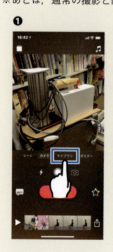
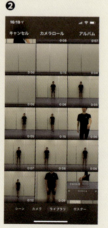

B）文字や文章を修正する

Situation	・文字が誤変換されたので修正したい ・違う内容に書き換えたい
解決法	・録画したクリップを選択し，ライブタイトルで修正する

　「Clips」でももちろん文字の修正が可能です．ただし，若干クセがあるので注意してください．1つの**クリップ**（ひとつながりのワンシーン）で複数の文字を入力しても別々の文字列とは認識せず，ひとつながりの文字列として認識されます．つまり，録画ボタンを押して

いる間に,「これは本です」…(しばらく間を開けて)…「その下はテーブルです」と話したとします.ライブタイトルで確認すると「これは本ですその下はテーブルです」とつながって表示されます.

入力文字を修正する
❶「Clips」で動画を撮影し,文字が出てきたところで再度「再生ボタン」をタップして止める
❷文字列をタップする
※あとは,通常の文字を修正するように使う

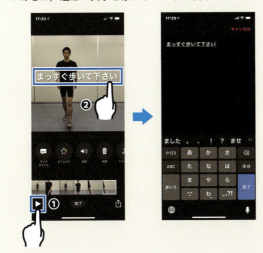

第1章 基本アプリでここまでできる

7 iMovieを使いこなそう
映画監督のように動画を編集

「iMovie」は主にiPhoneで撮影した動画や静止画をつなぎ合わせ，特殊効果を加えて，簡単に映画を作ることのできる動画編集アプリです．もちろん，ほかのビデオカメラやデジカメで撮影された動画も編集できます．その際には「4.ビデオを使いこなそう」で紹介したHandBrakeが役立ちます．録画データがうまく再生できないときには，参照してみてください．

われわれが研究や教育などで「iMovie」を使う場合，ほとんどの特殊効果（エフェクト）は使用しません．どちらかというと，不要部分のカットやつなぎ合わせる順番の変更ぐらいにしか使用しないことがほとんどです．ただし，コマ単位で編集できるので，「Keynote」で複数の動画を同期して再生する場合には，たいへん重宝します．また，画面の大きさが使い勝手に大きくかかわりますので，iPhoneよりiPadでの使用をお勧めします．

1 「iMovie」でできること

A）基本的な編集機能を覚える

Situation	・今まで動画編集ソフトを使ったことがない
解決法	・ここに書いている基本を覚える

iMovie（無料）

Word・Excelに代表されるワープロや表計算ソフトに比べ，**動画編集ソフト**は敷居が高いように思われます．しかし，少し触りはじめるとわかるのですが，動画を選ぶ→適当にカットする→並べる（→各クリップに効果をつける→各カット間に効果を入れる）という流れが理解できれば，それらのソフトよりわかりやすいものです．特にセラピストがふだん使うレベルなら，動画を選ぶところから並べるところまで理解できれば十分です．まずは手順だけ理解しましょう．

基本的な編集機能をマスターする

❶「iMovie」を起動し,「プロジェクトを作成」をタップして,新規にムービーを作成する
※動画データは,あらかじめ「写真」に登録されているものとする
❷「ムービー」をタップする

❶iMovie起動画面

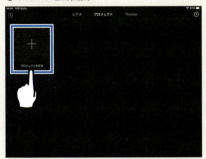

❷

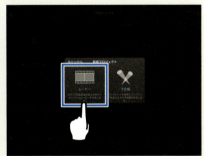

❸「ムービーを作成」をタップする
❹「ビデオ」をタップすると,「写真」に登録されている動画が現れる

❸

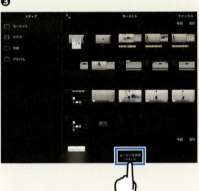

❹編集画面

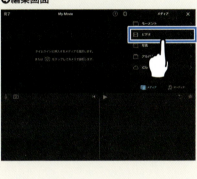

❺動画データの編集は,データの端の黄色いバーをドラッグして長さを調整する
※「」をタップすると下のタイムラインと呼ばれる動画の順番を示す画面に入れ込まれる

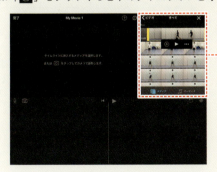

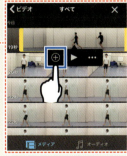

(次ページへ続く)

❻タイムラインに動画が入ったので，次の動画の長さを編集，❺と同様に入れ込む
❼編集・タイムラインへの入れ込みをくり返し，ひとつながりのムービーが完成したら，「完了」をタップする

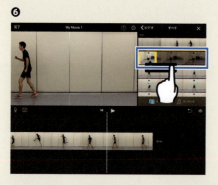
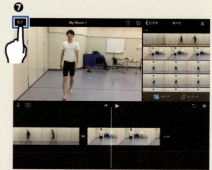

❽「共有ボタン」をタップして，任意の場所にムービーを保存する
❾「ビデオを保存」をタップすると，「写真」に保存される

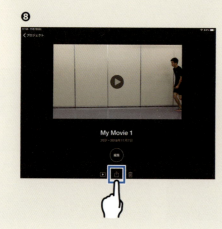
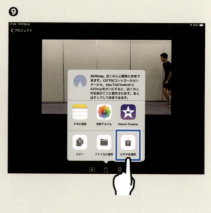

B）1つ画面で2つの動画を再生する

Situation	・利用者や同僚に2方向から撮った動画を見てもらいたい
解決法	・「iMovie」のオーバーレイ機能を使う

iMovie（無料）

　「iMovie」には2つの動画を重ねるPicture in Picture機能があります．これは，同時に2方向から撮影したり，説明図を入れたりするのに便利です．また，上から重ねる動画は大きさを変えたり，位置を移動したり，動画自体をクローズアップしたりすることができます．

1つのムービーで2つの録画画面を再生する

❶ 動画を選択した際に現れる「…」をタップし，動画の重ね合わせ方の指定をする
❷ 動画の重ね合わせ方をタップして選択する

❶
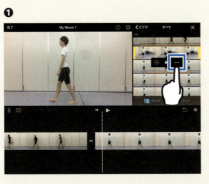

❷
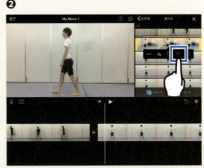

❸ 再生ヘッドの位置に，選択した動画を重ねる
❹ 再生して，重ね合わせの確認をする
※上に重ねた動画の位置や大きさは自由に変更できる

❸
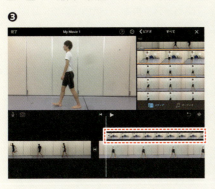

❹
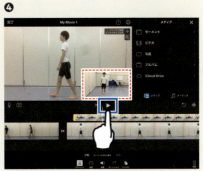

C）iPhoneで撮影した動画をiPadで編集する

Situation	・iPadで撮影するのは不便だと感じる ・ふだんiPhoneで撮影している
解決法	・iPhoneの動画を選択し，「AirDrop」でiPadに送る

AirDrop（無料）

　iPadで動画を撮ることもできますが，持ち運びや操作の点ではやや不便です．そのため多くの人はiPhoneで撮ることが多いかと思います．しかしその場合困るのがデータ移行です．iPhoneの動画データをiPadに移すのに便利なのが「AirDrop」で，Apple純正のアプリに関してはほとんどが「AirDrop」に対応しています．詳しくは「12. AirDropを使いこなそう」の項を見てください．

　ただし，この方法では縦位置で撮影した動画は受けつけてくれません．動画はできるだけ，横位置で撮影しておくようにしてください．

2 もう少し使いやすくする

A）効率よく操作する

Situation	・指でいちいちタップしているのは効率が悪い ・iPadだけではどうも使い勝手が悪い ・PCのようにショートカットキーが使いたい
解決法	・外付キーボードを使用する

　iPadではタッチ動作が基本になりますが，より細かく簡単に編集したり，大量の動画データを本格的に編集作業するときには**外付キーボードを使用する**のが一番です（図1a）．特に**キーボードショートカット**が使えるようになると素速く操作できます．代表的な**キーボードショートカット**を載せておきますので参考にしてください（図1b）．

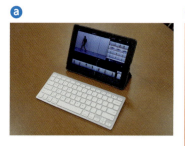

キーボードショートカット
スペース：再生，一時停止の切り替え
コマンド＋Z：直前の操作を取り消し
コントロール＋←：先頭に移動
←：前のコマに移動（1コマずつ移動するのに便利）
→：次のコマに移動（1コマずつ移動するのに便利）
シフト＋←：10コマ前に移動
コマンド＋B：ひとつながりのクリップをカーソル部分で分割
コマンド＋オプション＋B：音声を映像と切り離す
コマンド＋シフト＋M：消音

図1　外付キーボードの使用
外付のキーボードを使用すると，編集機能が一気に向上する．一般的にはBluetoothによる無線キーボードが使われる

B）コマ単位で編集する

iMovie（無料）

	Situation	解決法
A	・同時に別方向から撮った動画を「Keynote」で同期したいので，動画の先頭を合わせたい	・動画撮影の際には，最初に同期する手がかりとなる画像を入れ込むようにする
B	・動画の不要部分を精密にカットしたい	・外付キーボードを接続して1コマ単位で不要部分を選択し，カットする

　同じ動作を2方向から撮影した場合，正確に同じタイミングで撮影を開始するのは難しく，同時に動画を再生してもわずかにズレてしまいます．そこで動画の最初の部分を合わせる必要が出てきます．そんなときは最初にタイミングを合わせる画像を入れて，そこを基準にするのが一般的です．私はカメラで使う**ストロボ**を光らせてタイミングを合わせていますが（図2），両方のiPhoneに映る位置にボールなどを落としてそれが地面に接地したタイミングで合わせる方法もあります．

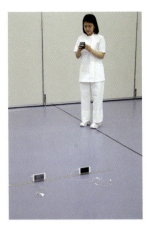

図2　同期のための工夫
複数台のiPhoneのビデオを同期するには，ストロボを焚いたり，歩行なら踵接地で同期させるなど工夫が必要．写真は，ストロボを光らせて同期させようとしているシーン

　動画の先頭部分の基準ができたら，後は「iMovie」でそこを基準に60コマ後から使うなど不要な部分をカットすればよいのです．この際，iPadに外付キーボードをつけると，1コマ（フレーム）単位での編集が行えるようになり，正確に編集できます．

第1章 基本アプリでここまでできる

Keynoteを使いこなそう
プレゼンだけではもったいない

多くの皆さんはiPhoneやiPadで使われている「Keynote」は，PowerPointの簡易版のような印象を持たれているのではないでしょうか？　たしかに機能数やアニメーションの細かい調節など，PowerPointの方が頭抜けた能力を持っています．そのため，PowerPointで作り込まれたデータを「Keynote」で読み込むと，多くの機能が再現できません．しかし，逆に「Keynote」にもPowerPointにはできない機能が数多くあります．そのため，単なるプレゼンアプリとしてだけではなく，研究・分析アプリとしても利用可能です．また，背景もどちらかというと「Keynote」の方が品があるように思えます．どちらが優秀というのではなく，目的に合った使い方を考えていきましょう．

1 プレゼンアプリとして使う

A）プレゼン資料を作る

Situation	・PowerPointを持ってない ・簡単にスライドを作りたい
解決法	・「Keynote」を使う

 Keynote（無料）　 AirDrop（無料）

　プレゼン資料作りはPowerPointとおなじようにというより，「Keynote」ならもっと簡単に作れます（図）．写真や動画の大きさもピンチ動作で自由に変更できるので，直感的に扱えます．ただし，iPhoneでは画面が小さく操作がしづらいのでiPadで作成した方がよいでしょう．iPadが持ち運ぶのに重いときには，データを「AirDrop」でiPhoneに移行させましょう．もちろんiPhoneでも編集できるので，プレゼン直前にどうしても修正しないといけないときにもなんとかなります．

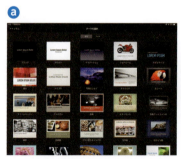
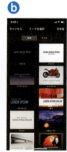

図　iPad版とiPhone版の背景テーマ
iPad版（a）とiPhone版（b）のテーマの一部ですが，PowerPointの見慣れたテーマではないので，発表の際に聴衆の目を引くことができます．もちろん，最終的にPowerPointのデータで書き出し，学会で発表もできます．その際は，最終調整をWindows版のPowerPointで行うようにしてください

「Keynote」でプレゼン資料を作る

❶文字入力は入力フィールドをダブルタップして行う
❷左下の「＋」をタップして次のスライドを選択する

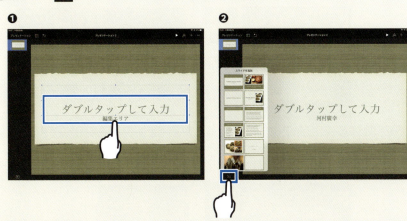

●写真を添付する

❸右上の「＋」をタップする
❹「写真」に登録されている写真や動画を選択する
※もしくは右下の「📷」ボタンをタップしiPad・iPhone自体で撮影する

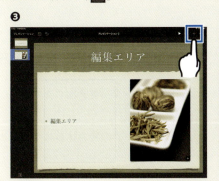
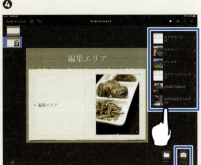

❺写真を挿入する

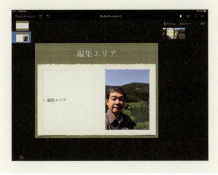

（次ページへ続く）

●スライドを飾る

❻右上の「＋」をタップ後に「■」を選択して図形を挿入する
※数多くの図形が用意されており効果的なワンポイントをいれられる

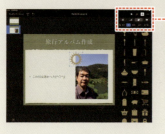
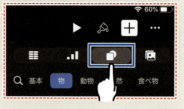

❼「…」をタップして「トランジションとビルド」を選択する
※場面転換に効果を付けるトランジションや文字・図などに効果を付けるビルドも豊富にある

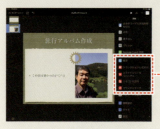
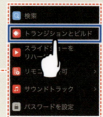

B）PowerPoint データの読み込み・書き出しをする

	Situation	解決法
A	●「Keynote」で作った資料の仕上げを PowerPoint で行いたい	●PowerPoint データへ書き出しをする
B	●PowerPoint のデータを読みたい	●PowerPoint データの読み込みはそのまま読み込むだけ

Keynote
（無料）

　多くの学会がPowerPointを標準のプレゼンソフトとしている関係上，最後の仕上げはPowerPointで行う必要があります．「Keynote」にはPowerPointやPDFで書き出す機能があります．「Keynote」で品のよい資料を作って，PowerPointで不具合がないよう最終調整しましょう．
　逆に人からもらったPowerPointのデータを「Keynote」で修正したいときもあるかと思います．こちらはもっと簡単で，そのまま読み込むだけで，すぐに修正作業に移れます．

PowerPointデータを書き出す

❶「Keynote」の「…」ボタンをタップして,「書き出し」を選択する

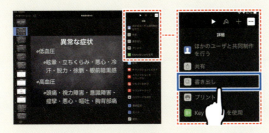

❷書き出し形式で「PowerPoint」をタップする

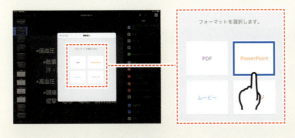

❸送り先を決定する

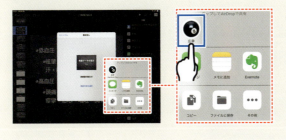

2　研究・分析アプリとして使う

A) 複数の動画を同時に再生する

Situation	・矢状面と前額面から撮った歩行の動画を同時に見たい ・多人数で撮った動画を同時に見たい
解決法	・1枚のスライドに複数の動画を貼り付け, 同時に再生するよう設定する

Keynote（無料）

　「Keynote」にできてPowerPointにできない機能が, ここで示す複数動画の**同時再生**です. PowerPointではスライドが開くと同時に再生できる動画数は1つしかなく, 後はクリックして再生させていく関係上, どうしても各動画にずれが生じてしまいます. 厳密に同期した複数動画再生は「Keynote」でしかできません. これは**歩行動作**を矢状面と前額面で同時に観察するような場面で効果を発揮します.

多方向から撮影した動画を同時に再生する

❶複数台のiPhoneで動画を撮影しておく

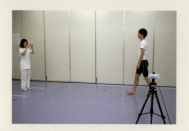

❷「Keynote」で動画をタップして選択状態にして「…」ボタンをタップ，「トランジションとビルド」をタップする

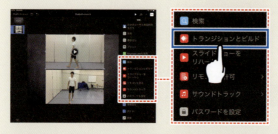

❸イン側が「ムービーを開始」になっているのでそこをタップする

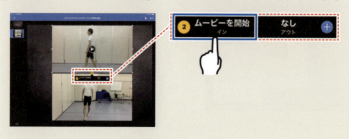

❹インのビルドを「なし」に変更する
※②〜④を同時再生する動画すべてに行う

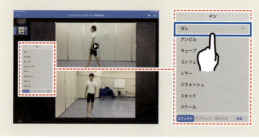

B) 動きの変化を際立たせる

Situation	● 動画や静止画を合成してわずかな変化をわかりやすくしたい
解決法	● 動画や静止画を重ね合わせ，上に載せた画像を半透明にする

Keynote
（無料）

　テレビや教育ビデオなどでもよく見かける方法で，複数の画像を重ね合わせ，変化をわかりやすくする手法がありますが，「Keynote」ではこれが簡単にできます．単純に2つの画像を重ねて上に載せた画像を適当な半透明にするだけです．画像は静止画・動画のどちらでも可能です．

動きの変化を際立たせる

❶「Keynote」で任意の画像をタップし選択後，「刷毛」マークをタップして「配置」から重なり順を決める

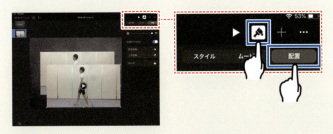

❷画像を重ね合わせ，「スタイル」で上側になる画像の不透明度を調整する
※この見本では，わかりやすくするためにわざと画像をずらしている

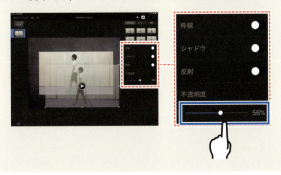

> 第1章 基本アプリでここまでできる

9 Pages を使いこなそう
iPhone・iPad で生きる動くワープロ

「Pages」は iPhone・iPad における Apple 純正のワードプロセッサです．Windows の Word のようなものですが，iOS 上では手書きの挿絵や文字を書き添えることができます．また，動画や音声なども簡単に挿入できます．ただし，ストレスなく使うためには，iPhone の小さな画面より iPad での使用をお勧めします．基本的には iPad 用のものも，iPhone 用のものも同じように操作可能です．

データは同じ Apple ID を使っていれば，iPhone・iPad・Mac の間で共有することもできます．また，「iCloud」を使用すればブラウザ上でも使用できるため，Windows や Linux などほかのプラットフォームでも使用できます．この機能は「Keynote」や「Numbers」でも同様に使用できます．

1 ワープロ機能を使う

A）カッコいいレイアウトにする

Situation	● カタログやファッション誌のようなカッコいいレイアウトの誌面を作りたい
解決法	● テンプレートを使う

Pages
（無料）

「Pages」にはたくさんの**テンプレート**（雛型）が用意されています．「**写真**」に撮りためた静止画を，あらかじめ用意されている**プレースホルダ**にドロップすると写真が入れかわります．文章は，文字部分を選択し打ち込むか，あらかじめ作っておいたものと入れ替えるだけで，カッコいいレイアウトができあがります．また，任意で挿入した図や写真を**プレースホルダ**として使用することも可能です．

ただし，iOS 上では日本語フォントが3種類（文字の太さの違いも入れると5種類）しかなく，その点ではちょっと寂しいかと思います．

カッコいいレイアウトにしたい

● 基本的な操作

❶ 気に入ったレイアウトを探す

※ もしこの画面になっていなかったら画面上部にある「＋」をタップしてレイアウトの選択画面を開く

❷ 文章の内容を書き換えるには文字部分をタップし，文字部分全体を選択する

❸ 図自体をタップして「カット」「コピー」「削除」「コメント」を選ぶ

❹，❺「写真」に撮りためたデータにアクセスするには画像右下の「⊕」をタップ

（次ページへ続く）

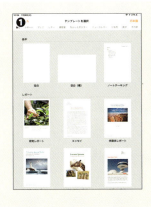 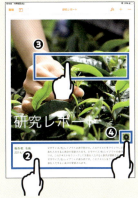 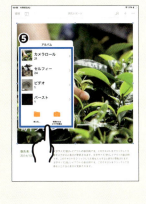

● 図を編集する

❻ 図をダブルタップする
❼ トリミングの範囲を調節するには青い○の部分をドラッグする
❽ 図の大きさを調節するにはバーを調節する

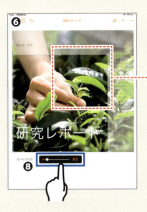 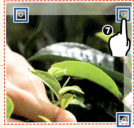

● フォントを変更する

❾ フォントを変更するにはキーボード上のフォント名を
　タップ後,フォントを選択する
※ ⓘマークのあるフォントは複数の字の太さを選択できる
※ ヒラギノ角ゴProNとヒラギノ角ゴシックは同じものと思ってよい

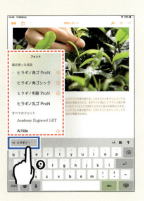

B）Wordデータを読み書きする

Situation	・もらったデータがWordのデータだった ・データを渡す相手がWordしか持ってない
解決法	・「Pages」でそのまま読む ・書き出し機能としてWordやPDFで書き出す

Pages
（無料）

ほとんどの人が文章作成はWordを使っているかと思います．したがって，Word以外の多くのワープロソフトがWordデータの**読み込み**と**書き出し**をサポートしています．そして，「Pages」も例外でなく読み書き可能です．ただし，凝ったレイアウトや装飾は再現されないので注意してください．

Wordデータとして書き出す
❶「Pages」の上部にある「…」をタップする
❷「書き出し」をタップする

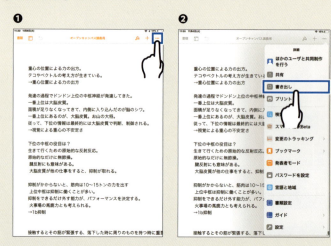

❸「Word」をタップする
❹書き出す場所を選択し，送信する

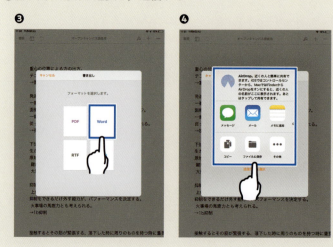

2 iPadらしい使い方をする

A) わかりやすい手引きを作る

Situation	・介助法や装具の動きをわかりやすくしたい
解決法	・「Pages」に静止画ではなく動画を挿入する

「Pages」に限らないのですが，多くのワープロは動画を挿入することができます．ところが持ち歩く際にはどうしても紙に印刷しなくてはいけないため，動画を挿入した意味がありません．しかし「Pages」では，いつも持ち歩くiPhone・iPadにデータを入れて持ち運ぶことができます（図）．紙に印刷せずにiPhone・iPadで持ち運べば，いつでも説明つきの動画を見ることができます．

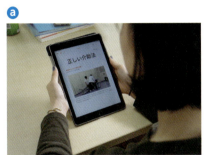
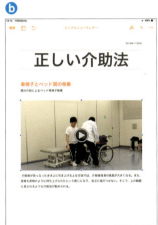

図　わかりやすい手引きを作る
a) 写真ではわかりにくい動作指導も，動画にすれば理解しやすい
b) 動画の部分をタップすると，動きはじめる

B) 学会発表で使う

Situation	・発表の際の読み原稿は紙でめくるのが面倒 ・会場が暗くて紙の原稿が読みづらい ・時間ぴったりに原稿を読み終わりたい
解決法	・「Pages」の発表者モードを使う

発表の際の読み原稿を「Pages」で作成すると，政治家や歌手が使うような**プロンプター**（読み原稿提示装置）として使用可能になります．使い方は簡単で，読み原稿を「Pages」で作って**発表者モード**にするだけです．また，**自動スクロール**を設定して，iPadに全く触らず発表することもできます．もし，読み間違えて追いつかなくなりそうになっても，画面をタップすると止まるので安心です．

再開するにはもう一度タップするとスクロールを開始します．また，指定時間ぴったりに終わるようにスクロールの動きを制御することも可能です．

プロンプターとして使う

❶「Pages」の「…」をタップし,「発表者モード」をタップする
❷画面をタップすると自動的に文字がスクロールしていく

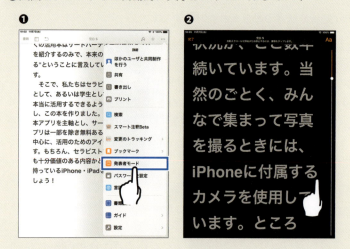

❸フォントのサイズやスクロール速度の変更には「Aa」をタップする
※時間指定を直接行うことができないので，いくつか速度を変更して発表時間に最適な速度を決める

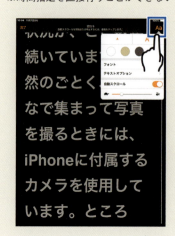

第1章 基本アプリでここまでできる

10 Numbersを使いこなそう
ただものじゃないぞ，表活用

「Numbers」は，Excelなどと同じ表計算ソフトです．基本的な統計コマンドは持っているものの機能はExcelほど豊富ではなく，分析ツールとしてはやや物足りないと感じるかと思います．しかし，シンプルな分，操作は理解しやすく，扱いやすくできています．

1 ちょっと自慢できる表を作る

A）アンケート用紙を作る

	Situation	解決法
A	●チェックシートを作りたい	●チェックボックスを作成する
B	●簡単な評価シートを作りたい	●星印の評価を作成する
C	●直感的に量を示したい	●スライダで直感的に量を示す

Numbers
(無料)

　　　iPhone・iPad版の「Numbers」はタッチ動作での入力がしやすいようにかなり工夫されています．タブレットとしての入力機能は工夫されており，ちょっとした**アンケート**をとったりするのには便利です．またシート上で複数の表を作成し，それぞれを自由に配置できるという独自の機能を持っています．また，「**Pages**」と同じように見栄えのよいテンプレートが30種類近く用意されています．さらにiOSデバイスの専用品らしく，フリーハンドでイラストを描くことも可能です．

　　　ほかにも入力するセルに**チェックボックス・星印の評価・スライダ・ステッパー**などを効率よく入力する設定があり，ちょっとしたアンケートなどはiPadだけで簡単にできます．

アンケート用紙を作る

❶セルを選択して「刷毛」マークをタップし，さらに「フォーマット」をタップし，セルの設定を変更する

※項目名の後に「ⓘ」マークがあるものは，さらに細かい設定ができる

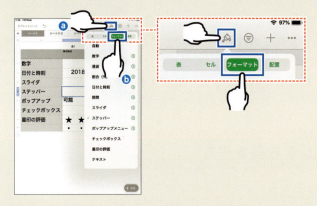

❷「数字」…テンキーボードが表示され，数字が入力できる
❸「日付と時刻」…1回のタップで当日の日付を入れることができる

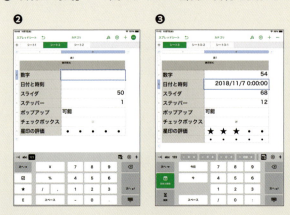

❹「スライダ」…セルの右側のスライダをスライドさせるだけで，数字を入力できる
❺「ステッパー」…NRSなどの数値入力に便利である
❻「ポップアップ」…複数の選択項目からタップして適当なものを入力できる

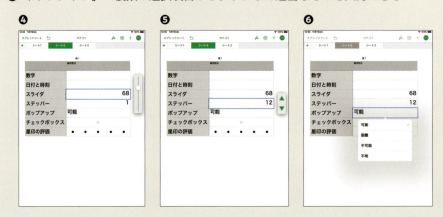

(次ページへ続く)

❼「チェックボックス」…持ち物チェックや終了項目など，有り無しを簡単に仕分けられる
❽「星印の評価」…今はやりの三つ星グルメなどの評価に最適である

❼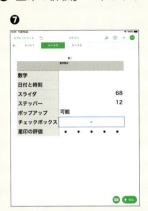
❽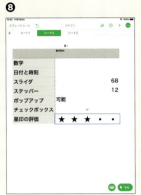

B) 表の配置を自由に変える

Situation	・いくつか表を作ったが，見ばえが悪いので位置を変えたい
解決法	・表自体が独立しているため移動する（簡単にできる）

　Excelに代表される**表計算**ソフトと，「Numbers」が決定的に異なるところがこの機能です．Excelはあくまで広大なシート上に区切られたセルで表の位置が決定されます．それに対し「Numbers」では，シート上の表は独立した表として扱われるため簡単に移動が可能です．これはどちらかというとお絵かきソフトやPowerPoint上の表をイメージしてもらうと解りやすいかと思います．

表の配置を自由に変える
❶○をドラッグすると表を自由に移動できる
❷表を重ねることもできる

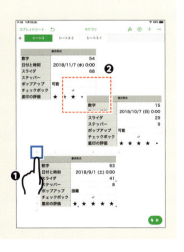

2 教材を作る

A）式を挿入する

Situation	・一般的に用いられている式を「Numbers」中に挿入したい
解決法	・方程式の描画機能を使う

「Numbers」ではLaTeXコマンドやMathML要素を使うように言われています．これらについては正直，私もどう書けばよいのかさっぱりわかりません．しかし，簡単な式であれば，あらかじめ用意されているコマンドをタップするだけで式を挿入することが可能です．この機能は実は「Numbers」のみでなく，「Pages」や「Keynote」でも使用可能です．ちょっとした，算数・数学の問題を作るのにも便利です．

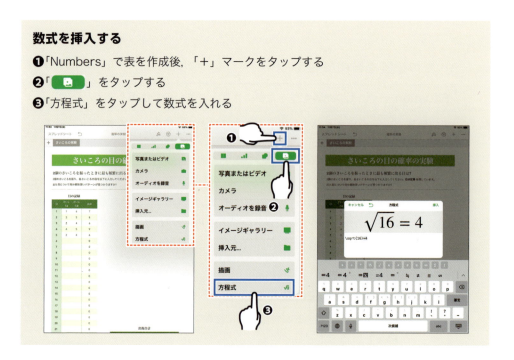

B）表の重要な部分に説明を加える

Situation	・表に手書きの校正を入れたい ・表に挿し絵を入れてわかりやすくしたい
解決法	・描画ツールで挿絵や説明を書き加える （「線描画」ビルドエフェクトを使うと書き加えた順番で再生したり，逆に消していくことが可能）

表自体の意味や計算内容の説明，あるいは「Numbers」自体の使い方の説明など，ちょっと挿絵や注目点などを説明する際に役立つのが**描画ツール**です．Apple Pencilや指を使って

描画できるので，かなり快適です．また，描画している順番を再現できるため，順繰りに説明することができます．

表の重要な部分に説明を加えたい

❶「Numbers」で表を作成後，「＋」マークをタップする
❷「 」をタップする
❸「描画」をタップする

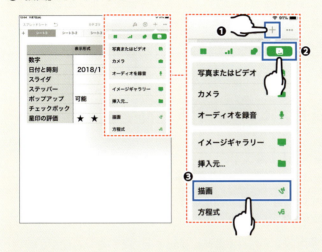

❹指やApple Pencilで自由に絵や手書きメモを描く
❺「刷毛」マークをタップし「描画」を選ぶ
❻「描画をアニメート」をオンにすると，描画を書いた順そのままに再生してくれる

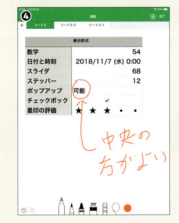
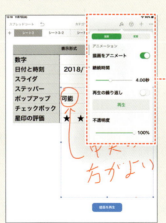
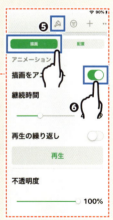

第1章 基本アプリでここまでできる

11 FaceTime を使いこなそう
相手が見えるぞ，テレビ電話

昔のSFで見た携帯端末や腕時計でのテレビ電話を，そのまま具現化したのが「FaceTime」です．Wi-Fi環境下で使えば通話料を気にせず，何時間でも話をすることができます．しかも，普通の電話と違い最大32名まで同時通話できます（iOS12以降）．これだと，少人数の会議などは同じ場所にいる必要はありませんね．

1 「FaceTime」を使えるようにする

Situation	● 「FaceTime」が使えない ● 「FaceTime」の使い方がわからない
解決法	● 自分のiPhone・iPadの設定を行う ● 相手のApple IDを登録する
注意点	● 相手がiPhone・iPadあるいはMacをもっていないと使えない ● Wi-Fi環境が必要

FaceTime
（無料）

　さて，「FaceTime」で映像が同時に流れているということは，「FaceTime」は単に電話の延長上にあるものではないということです．例えば，場所の説明をするとき，紙にカメラを向け地図を描きながら説明すれば，言葉や描きあがった地図だけをメールで送るよりも理解が深まります．勉強していてわからないことがあったとき，ノートや資料を見せながら会話ができます．ダンスの振り付けだって，地球の裏側から指導することもできます．

　「FaceTime」を一度使えば，音声に映像を加わることがどんなに素晴らしいことかがわかるでしょう．

　まずは，自分のiPhone・iPadで「FaceTime」が使えるように設定します．もちろん，これには相手側も使えるようにしている必要があります．電話番号あるいはApple IDでつながります．

「FaceTime」を使えるようにする

❶設定から「FaceTime」をタップする
❷「FaceTime」をオンにする
❸電話番号で相手に通知・通話する
※Apple IDを使用することもできる

❶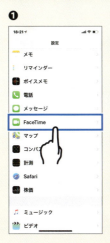
❷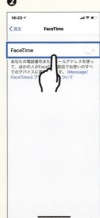
❸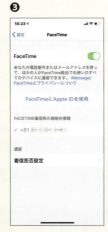

「Face Time」でテレビ電話をする

❶「FaceTime」を起動して「＋」をタップする
❷連絡先一覧から相手を選択し，「📹」をタップする

❶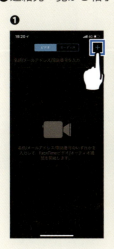
❷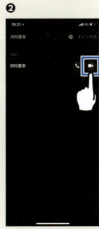

2 「FaceTime」で資料を見せる

Situation	・対面のカメラでは資料を見せにくい
解決法	・「FaceTime」の設定から反転を選び背面カメラで撮影する
注意点	・Wi-Fi環境が必要

テレビ電話として使用するときには前面カメラを使用するのがよいのですが，資料を見せたり周りの様子を見せるのには，画面とカメラが同じ側にあるのは不便です．そこで背面カメラを使用することになるのですが，「FaceTime」ではちょっとわかりにくいところに操作画面があります．

「FaceTime」で資料を見せる
❶画面をタップして操作画面を出し，「…」をタップして背面カメラに変える
❷反転をタップして，こちら側が映る部分を背面カメラの画像にする
※相手側は大きな画面の方に映っている．エフェクトを選択すると，画像に矢印を入れたり，フィルターをかけたりできる
❸相手側に，こちらのカメラで撮影しているものが映る
※説明などがしやすくなる

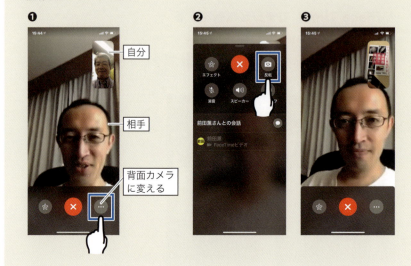

第1章 基本アプリでここまでできる

12 AirDrop を使いこなそう
とっても簡単データ共有

同じ Apple ID を使っているデバイス間では，ほとんどの Apple 標準のアプリでデータを共有することが可能です．しかし，ほかの人が持っている異なる Apple ID の iPhone・iPad に，数枚の写真や動画，「Pages」などのデータを渡すときにはちょっと困ってしまいます．そのときに活躍するのが「AirDrop」です．使用法はとても簡単で，十数人程の人にデータを渡すのにもたいして手間はかかりません．

1 データを送る

Situation	自分の iPhone に入っている写真や動画を相手の iPhone に送りたい
解決法	「写真」で静止画や動画を選択して「AirDrop」で送る
注意点	Wi-Fi 環境が必要

写真（無料）　AirDrop（無料）

「AirDrop」はとても手軽に使用できます．私の大学では，卒業式にみんなで撮った記念写真を，2次会で配布するのに学生が使っていました．また，最近の Mac でも「AirDrop」は使用可能です．少数のデータであれば，バックアップも気軽にとれます．ここでは「写真」を使って説明します．

基本的には，**共有ボタン**をタップ，この要領でほとんどの純正アプリで「AirDrop」が使用できます．また，Apple 社が製造しているパソコンである Mac も「AirDrop」が使えます．

「AirDrop」でデータを送る

❶「写真」を起動して選択をタップし，送信したい静止画や動画をタップして選ぶ
❷「共有ボタン」をタップする
❸ 表示された送信相手をタップすると，相手の「写真」に送信される
※送信可能な相手が表示される

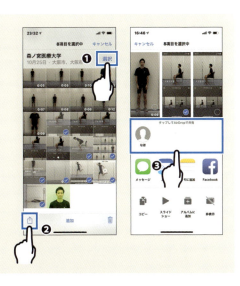

2 データを制限する

Situation	・「AirDrop」の画面で相手のiPhoneが出ない ・知らない人から，勝手にデータが送られてくる
解決法	・設定で，「AirDrop」がだれから受信できるようになっているか確認する
注意点	・Wi-Fi環境が必要

AirDrop（無料）

「AirDrop」で相手が見つからない場合の多くは，受けとり側の設定に問題がありますので相手に検出可能な設定に変更してもらいます．相手の連絡先に登録されているのなら，**連絡先のみ**を選びます．もし，相手のiPhoneに登録されておらず，また1回限りのデータ転送ならば，そのときだけ「すべての人」を選んでください．

「すべての人」に常時設定していると，全く知らない人からよからぬデータを勝手に受けとることになってしまいます．ふだんは**受信しない**，あるいは**連絡先のみ**にしておくようにしましょう．

受信するデータを制限する
❶「設定」から「一般」をタップする
❷「AirDrop」をタップする
❸自分がデータを受けとりたい相手を選択する
※ふつうは，「連絡先のみ」か「受信しない」を選択しておく

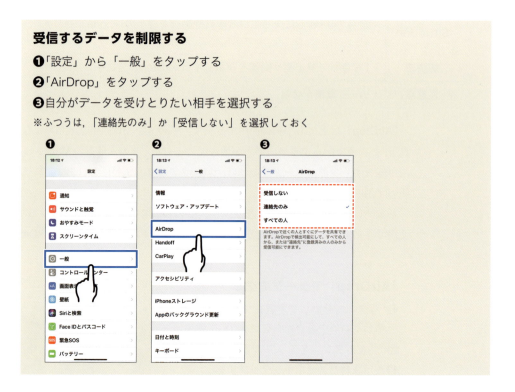

リハの現場でこんなに役立つiPhone活用術

第1章 基本アプリでここまでできる

13 Siriを使いこなそう
電子執事になんでも頼もう

「Hey Siri」のかけ声1つでiPhoneを操作してくれる「Siri」．優秀なアシスタントなのですが，起動するための声かけが恥ずかしいのか，私のまわりではあまり使っている人はいないようです．私自身は，けっこうよく使っています．手が汚れていたり，作業中で手が離せずiPhoneを触れないときに重宝します．また，いちいち触ったり，画面をのぞき込まなくてもいろいろな操作ができるので，時短にもなります．最初はちょっと恥ずかしいでしょうけど，声をかけてみてください．その便利さに，きっと感動を覚えます．

1 Siriを起動する

	Situation	解決法
A	● 「Siri」を起動したい	● ホームボタンやサイドボタン（iPhone X以降）を長押しする（用件が長いときは，話し終わるまでボタンを押し続ける）
B	● 音声で「Siri」を起動したい	● 「Hey Siri」で立ち上げるには，設定を変更

A）「Siri」を起動する

　　　「Siri」を使ってみたいけど，そもそもどうやって立ち上げればよいのいかわからない．それではと「Hey Siri」と声をかけても起動しない場合があります．まずは，**ホームボタン（サイドボタン）**を長押しすれば「Siri」が立ち上がります．ふつうは，そこでボタンを離して用件を述べればよいのですが，話が長いと勝手に打ち切られてしまいます．その場合は，ずっと長押しを続けると，「Siri」はずっと話を聞いていてくれます．

B）音声で「Siri」を起動する

　　　また，設定を行えば「**Hey Siri**」のかけ声で起動することが可能です．ただし，iPhone 6s・iPad Pro・iPad第6世代以降でないと電源非接続時に「**Hey Siri**」は使用できません．

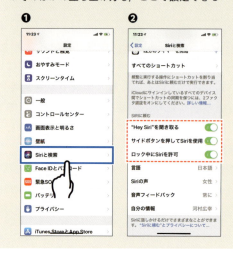

「Hey Siri」を設定する
① 「設定」から「Siriと検索」をタップする
② "Hey Siri"を聞き取る」をオンにして声で立ち上げる
※そのほかの立ち上げ方も，ここで設定できる

2　「Hey Siri」を有効に使う

Situation	・手が使えない ・画面を注視するのが難しい ・いちいち操作するのがめんどくさい
解決法	・とにかく「Hey Siri」の一言でお願いしてみる

　　　手が汚れていたり，作業のため手が離せないときは「Hey Siri」と声をかけると，「加熱したら，反応が出たをメモ」とメモをとったり，「タイマーを20分にセット」「今何時？」「〜について調べて」「コンビニはどこ？」「自撮りがしたい」など，ちょっとした用事を頼むことができます（図）．さらに，触ろうにも部屋のなかのどこにiPhoneが埋もれているのかわからないときに「どこにいるの？」と，iPhoneの居場所を確認する方法もあります．まあ，大声を出すのはちょっと恥ずかしいですが….

　　　また，道路を歩いているときiPhoneを見ながら操作するのは危険なので避けるべきですが，「Siri」を呼び出せば全く画面を見ずにメモしたり，「〜さんに電話」と電話したりできます．さて，実は私が1番よく使うのは，出張先で夜にお酒を飲んだ後，「明日7時におこして」というアラームセットです．では，おやすみなさい….

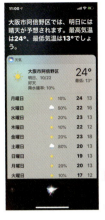

図　「Hey Siri」でお願い
「Hey Siri」とかけ声をかけて「Siri」を立ち上げ，お願いをする．この例では「明日の天気」と話しかけている

3 声を出さずに使う

Situation	・静かにしていないといけない場所で，「Siri」を使いたい ・やっぱり声を出すのは恥ずかしい
解決法	・タイプ入力をオンにする

　電車のなかや公共の場で声を上げにくいときが往々にしてあります．その際には，**タイプ入力**をオンにするとキーボード（フリック）入力することができます．声を出せないときや，お酒が入りすぎて呂律が回らないときも「家までの経路」とタイプして，帰り道を確認することができます．

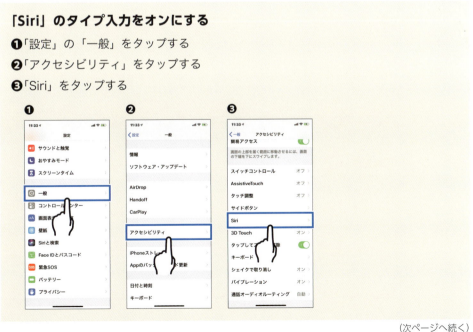

「Siri」のタイプ入力をオンにする
❶「設定」の「一般」をタップする
❷「アクセシビリティ」をタップする
❸「Siri」をタップする

（次ページへ続く）

❹「Siriにタイプ入力」をオンにする
❺タイプ入力をする
※もちろん音声での入力も併用できる

❹
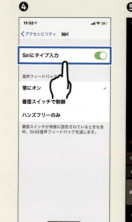

❺
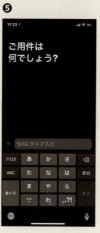

第2章

病院で使う

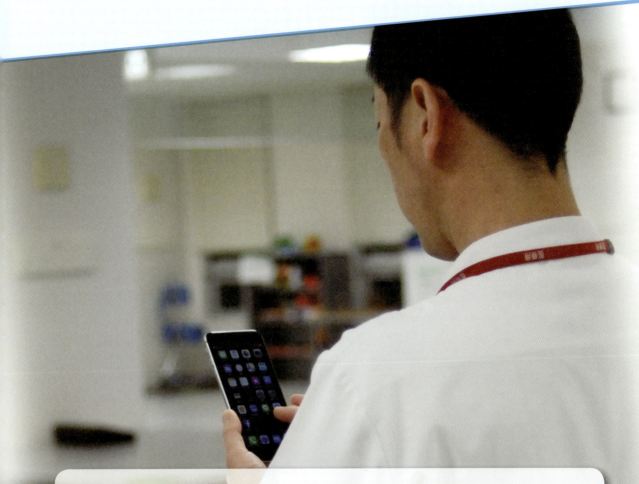

　私たち病院で働くセラピストは患者の検査や治療，診療の記録など多くの業務をこなす必要があります．iPhoneやiPadは，それら日々の業務を効率化・簡略化するだけでなく，より緻密に行うためのツールとして役立ちます．

　臨床において，患者の動作を観察・評価することはとても重要です．しかし，患者を介助しながら動きを評価することは経験の浅いセラピストにとっては難しいかもしれません．また，間近で見る患者の動きと離れたところから撮った静止画・動画の印象が一致しないこともありますが，そのような場合も撮影することでより詳細な評価につながることも多いのです．

　カメラやビデオなどを使用することは少し大げさに感じられますが，iPhoneなら常に携帯でき，カメラ・ビデオの両機能を有しているうえ，患者にとっても撮られているという心理的圧迫感が少ないなど，多くのメリットがあります．

　本章では病棟やリハ室で役立つiPhoneやiPadの使い方を具体的に紹介します．

第2章 病院で使う

1 病棟やリハ室で患者の記録をとる
静止画・動画を撮る

臨床場面のiPhoneやiPadの活用でまず思いつくのは静止画や動画の撮影です．もともと入っている「カメラ」の基本的な使い方は第1章でも述べられているのですが，ここでは臨床で使う際の注意点を含め解説していきたいと思います．

1 床上を真上から撮影する

Situation	・寝返りの際に腕を外転する角度の計測をしたい ・歩行中の体幹の回旋を計測したい ・机上動作での上肢の動線を計測したい ・体幹動揺を前後左右二次元的に計測したい
解決法	・自撮り棒を使う（できるだけ長く伸ばせるもの＋リモコン）

カメラ
（第1章-2）

　動作観察するための記録手段として動画撮影はよく使われています．しかしながら，その撮影方向は多くの場合，前額面と矢状面，そしてその2面の間に限られています（図1）．しかし，iPhoneと**自撮り棒**を使えば**歩行**のような動作での体幹の回旋などの計測ができます．患者の横について腕をいっぱいに伸ばすことで，上方からの撮影が可能となります．これは歩行以外の撮影にも応用できます．例えば床上で寝返りを行う際の腕や肩の外転角度（図2）や机上動作での上肢の動線の計測など，ふだん計測するのが難しい部分でも観察しやすくなります．

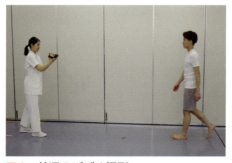

図1　普通のビデオ撮影

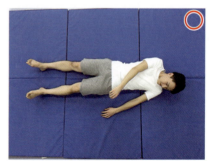

図2　真上から撮影したい！

上から撮影するためのセッティング

❶できるだけ長く伸ばせる自撮り棒を用意する
❷前後逆になるようiPhoneを自撮り棒に取り付ける

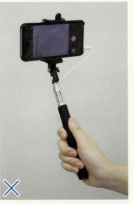

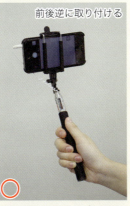
前後逆に取り付ける

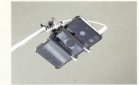
撮影画面も何とか確認できる

普通はこのように取り付けるが，頭上にかざすとこの面が下を向き，落下の危険性がある

画面は見にくくなるが，前後逆に取り付けると，不意の落下の危険性が低くなる

上から体幹の回旋運動を見る

❶iPhoneを自撮り棒に取り付ける
❷並んで歩き，動画撮影をする

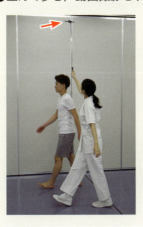

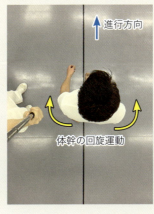
進行方向
体幹の回旋運動

並んで歩けば体幹の回旋運動を見ることができる．床に進行方向と平行な線や床目があれば，iPhoneが傾いていても回旋角度の判定ができる

骨盤角度・前後の傾きを見る

❶針金ハンガーを患者の骨盤に沿うよう折り曲げる

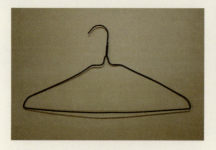
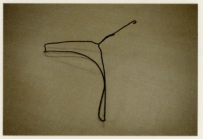

❷針金ハンガーを固定する

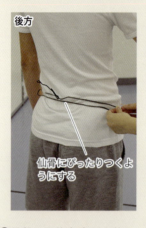
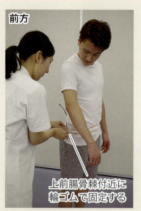

後方　仙骨にぴったりつくようにする

前方　上前腸骨棘付近に輪ゴムで固定する

❸骨盤の回旋角度が大体わかる
❹矢状面から見ると骨盤の前後の傾きもわかる

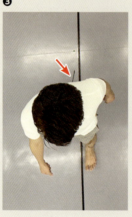
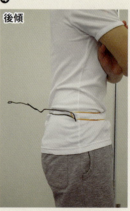
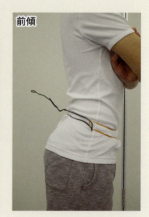

❸

❹　後傾　前傾

2 定点撮影する

Situation	・肩関節の挙上角度やファンクショナルリーチテストの変化を見たい ・歩容の変化を見たい
解決法	・面ファスナーを使って，iPhoneを壁に貼り付ける

カメラ
(第1章-2)

　同じ場所で定期的に撮影したい場合もあるかと思います．しかし，すぐに撮影できるようiPhoneをずっと三脚につけて置きっ放しにするのは実用的ではありません．

　そこで，壁とiPhoneケースに**面ファスナー**をつけて着脱できるようにすれば，すぐに毎回同じ場所から撮影できます．あるいは簡単にiPhoneを脱着できるケースを直接壁に取り付けておいても良いでしょう．

定点撮影のセッティング
❶壁にマスキングテープなどで印をつける
❷壁とiPhoneケースに面ファスナーをつけ，着脱できるようにする

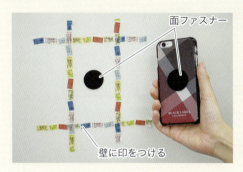
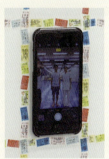

　さらに，「Keynote」や「Pages」を使えば，定点撮影した画像が重なった変化のわかりやすい画像を作ることができます（図3）．

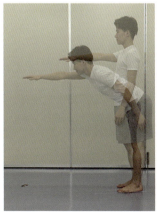

図3　定点撮影の画像を重ねる

3 介助しながら撮影する

カメラ
(第1章-2)

Situation	● 転倒の恐れがある患者を介助しながら撮影したい
解決法	● リモコンを使う

　転倒の恐れがある患者の撮影には，複数のスタッフによる分業が必要となります（介助する人と，撮影する人）．しかし，職場の事情によりそれが困難な場合もあるかと思います．

　その場合は，**リモコンを使い**，1人で撮影する方法があります（図4）．Bluetoothのリモコン（図4a）なら300円程度から発売されており，入手も容易です．

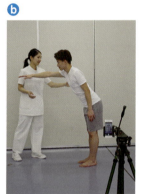

図4　リモコンを使った撮影

4 患者の離床時間を計測する

カメラ
(第1章-2)

Situation	● 座位時間，離床時間を正確に計測したい
解決法	●「カメラ」のタイムラプス機能を使う

　患者に「できるだけ身体を起こしていて下さいね」とか，「できるだけベッド上で座っていて下さいね」と伝え，その後患者に直接確認しても「長い時間座ってました」などと言われて正確な時間がわからないことも多くあります．

　しかし，患者に十分な説明と了解を得た上で，病室にiPhoneを置かせてもらえれば，簡単に座位時間を計測することが可能です（図5）．

　「カメラ」を起動すると，**タイムラプス**という項目があります．それを使い撮影すると長い時間コマ撮り撮影し，短時間の動画として記録してくれます．全体の撮影時間がわかれば，座位をとっていた割合から正しい座位時間を求めることができます．

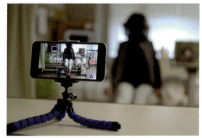

図5　タイムラプスで録画する

5 見えないところを撮影する

Situation	・足部の感覚障害がある糖尿病患者自身が足底を観察したい ・頭頂や背中など見づらい部分を自分で観察したい
解決法	・自撮り棒（＋リモコン）を使う

カメラ
（第1章-2）

　足部の感覚障害がある糖尿病患者の場合，毎日足底を本人に観察してもらうことが重要です．しかし，高齢になり股関節や膝関節を十分に動かすことができなくなっている人には苦痛を伴う作業です．

　そこで，**自撮り棒**とiPhoneを組み合わせましょう．すると簡単に足底を観察したり，毎日記録として撮影することも可能となります（図6）．

　また，足底以外の頭頂や背中などふだん自分で見ることができない部分も，**リモコン**でシャッターを押すことにより容易に記録を撮ることができます．

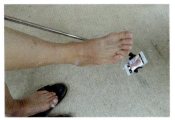

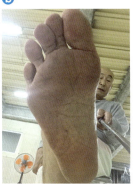

図6　自撮り棒で足底を撮影

6 シャッター音を消して撮影する

Situation	・シャッター音が気になる
解決法	・「Microsoft Pix カメラ」を使う

Microsoft
Pix カメラ
（無料）

　たとえ患者のためであっても，医療現場でカメラの**シャッター音**がすると不快に感じる人もいらっしゃるので注意が必要です．またリハ室では気にならなくても，静かな病室でシャッター音を鳴り響かせるのも気がひけます．

　そんなとき「Microsoft Pix カメラ」は，撮影時の音を消すことができ，周囲への配慮が可能となります．

第2章 病院で使う

2 評価・患者指導に活用する
左右差や治療前後の比較，患者へのフィードバックに使う

静止画や動画を単純な記録として使うだけなら，iPhoneやiPadを使う必要はありませんし，デジカメやビデオカメラの方が高画質です．わざわざiPhone・iPadを利用するのは，評価や治療に役立つ応用法が豊富にあるからです．

1 比較する

A) 左右差を比べる

Situation	・関節可動域制限の左右差を見たい ・筋萎縮の左右差を見たい
解決法	・「Pages」や「Keynote」を使う

Keynote
(第1章-8)

Pages
(第1章-9)

可動域や姿勢の変化などは静止画を同時に並べて見比べれば一目瞭然です．ワープロアプリである「Pages」やプレゼンテーションアプリの「Keynote」は静止画をいくつも配置することが可能です．

関節の可動域制限や筋萎縮等に左右差がある場合，左右両側から撮影した静止画を同時に見比べた方がわかりやすくなります（図1）．

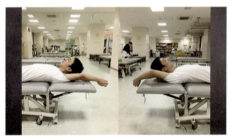
図1　肩の関節可動域の左右差を比較
「Keynote」の例

B) 治療前後の動作を比べる

Situation	・治療前と治療後で動作を比べたい （特に動き方の違い，速度の違いを比べたい）
解決法	・定点撮影した動画を「Keynote」で見比べる

Keynote
(第1章-8)

治療を行い動作が改善したり，不幸にも動作が不良になった際，動画で以前の動きと今の動きを比較するのは大切なことです．しかしながら，別々の動画を見て変化を見るのは，相当熟練しないと困難です．

そこで，両方の動画を「Keynote」のスライド1枚に挿入し，再生動画を見比べるという方法があります．「Keynote」は複数の動画を同時再生できるので，このような場面では有効です．この際，定点撮影すると，治療前後の動画を重ねて動きや速度の違いをよりはっきり理解できます（図2）．また，この再生動画を患者に見せれば，自身の変化を自覚してもらう

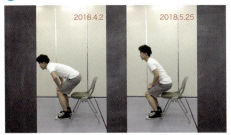
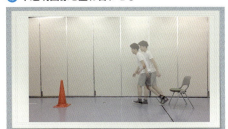

ⓐ 同時再生　　　　　　　　　　ⓑ 半透明画像を重ね合わせる

図2　「Keynote」で動画を同時再生し，運動機能（TUG）を比べる
「Keynote」を使用．背景はaが黒板，bがモロッコ風

のにも極めて有効です．

　動画の同時再生や半透明画像の重ね合わせについては，**第1章-8**を参考にして下さい．

2 ほかの人に見せる

A）患者にフィードバックを行う

Situation	・患者に自身の動作を理解してもらいたい ・治療効果を理解してもらいたい
解決法	・「写真」で動画を一緒に見てもらう

写真
（第1章-3）

　立ち上がりや歩行などの動作を撮影すると，患者と一緒に動画を見ながら動きを指導することができます（**図3**）．鏡越しに見る場合とは違って，画面を通して客観的に見ることで自分自身の動作をイメージしやすく，フィードバックが頭に入りやすいというメリットがあります．ただし，撮影前には，あらかじめ**露出補正**や**ピント合わせ**を行い，手早く撮影ができるようにしておくことがポイントです．

　また，どのような画像が撮影されているかを患者自身に確認してもらえば，その場で学会発表などでの使用についての許可も得やすくなります．この場合には，iPhoneは画面がどうしても小さいので，iPadを利用した方が良いでしょう．

　また，iPhoneで撮影した場合は「AirDrop」を使用すると，簡単にiPadにデータ転送ができます（第1章-9も参照）．

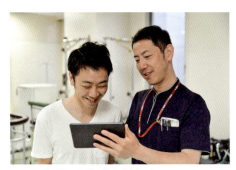

図3　患者と問題点を共有する

B）マークや注釈入りの動画を患者に見せる

Situation	・患者に伝えたい内容を文章やマークで動画内に示したい ・撮影しながら話している内容をテキストとして動画内に表示したい
解決法	・「Clips」で撮影する

Clips
（第1章-6）

「Clips」を使用すると，ナレーションをテキストにしたり，見てもらいたいポイントにマークを付けることができるため，患者に伝えたい内容を理解してもらいやすくなります．

また，「Clips」は撮影中に話した内容を直接動画内にテキストとして挿入可能です．iPhoneに入れておいて損はないアプリです（図4）．

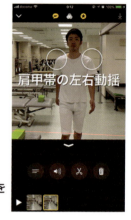

図4　動画にマークや注釈をいれる

C）動画から静止画を書き出す

Situation	・歩行の踵接地時やつま先離れなど，ピンポイントの静止画をすぐに見たい ・動画から静止画を書き出し，スライド作成や論文作成に利用したい
解決法	①スクリーンショットをとる ②「Video 2 Photo-HD」を使う

Video 2
Photo-HD
（360円）

動画から最も簡単に静止画を取り出す方法は，次のとおりです．

スクリーンショットをとる方法
❶動画を再生し，気に入った場面で一時停止する
❷ホームボタンと電源ボタンを同時に押す
　（ホームボタンのないiPhoneでは音量を上げるボタンと電源ボタンの同時押し）
❸フル画面のスクリーンショットが撮れる

ただし，この静止画はほとんど画面の解像度になってしまいますので，スライドに貼り付ける程度にしか使えず，紙面に印刷するには不十分です．

多くのiPhoneやiPadの背面カメラでは**ハイビジョン画質**（図5a），iPhone 6以降のものではさらに高画質な4K画質で動画撮影が可能です．特に4Kの画質を維持したまま静止画に書き出しができれば，印刷原稿として十分使用できます．

元の解像度を維持したまま静止画を書き出すことは標準アプリではできませんが，「Video 2 Photo-HD」などの比較的安価なアプリを使えば可能となります（図5b）．

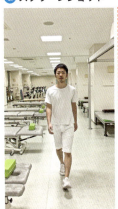 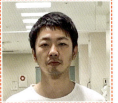 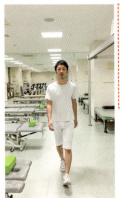 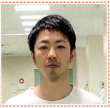

ⓐ スクリーンショット　　　　　　ⓑ 「Video 2 Photo-HD」を使用

図5　動画から取り出した静止画
a）解像度は落ちているが，トリミングせずこのままのサイズで使うなら，この方法でもOK
b）4K画質を維持しており，印刷にも耐えられる解像度となっている

「Video 2 Photo-HD」を使って静止画を書き出す方法

❶ムービーセレクションから静止画をとる動画を選択する（タップ）
❷フレームセレクションを見て静止画にしたいフレームを選択する
❸出力先を選ぶ

❶ムービーセレクション　　❷フレームセレクション　　❸出力先の選択

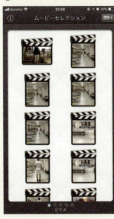 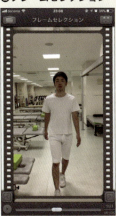 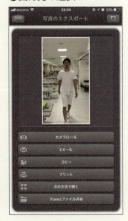

第2章 病院で使う

3 検査に活用する
検査器具や記録装置として使う

臨床の検査ではストップウォッチや角度計，打腱器など種々の検査器具が使われています．iPhoneやiPadはそれらの検査器具と同等，あるいはそれ以上に使用できる可能性を秘めたツールとなりえます．

1 介助しながら時間を計測する

Situation	・患者を介助しながら立位時間を測定したい
解決法	・「ボイスメモ」を使う

ボイスメモ
（無料）

患者の介助をしながら立位時間を安全に測定することが困難な場合は，「ボイスメモ」がおすすめです．

介助しながら立位時間を計測する方法
❶「ボイスメモ」を起動し，録音ボタンを押す
❷セラピストが「スタート」などと掛け声をかけ，患者に平行棒から手を離してもらう

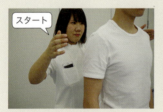
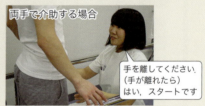

❸患者が平行棒に手を戻したら「結構です」と声かけし，録音をやめる
❹再生ボタンを押し，「はい，スタート〜結構です」までの時間を計算する

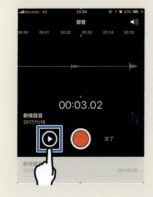
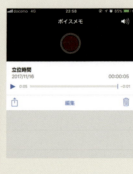

2　10秒テストを簡単に行う

Situation	● 患者の様子と時計を同時に見るのが難しい
解決法	● 「時計」のタイマー機能を使う

時計
（無料）

　患者が10秒間にグーパーや足部のタップなどができる回数を測定する**10秒テスト**は，患者の手や足を時計と同時に見ないといけません．人によっては難しいと感じる検査です．このようなときは，「**時計**」の**タイマー機能**を使えば，終了時間を音で知らせてくれます（図1）．計測中は，患者の手や足の動きに集中できます．

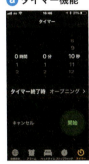
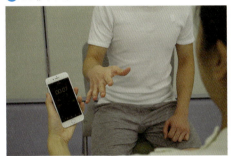

図1　タイマー機能

3　記録する

	Situation	解決法
A	● 数個の限られた数値・文字を記録したい	● 「Numbers」を使う
B	● 数値を記録したい	● 「Numbers」を使う
C	①既存のチャートを使用したい ②種々の文字や記号，図形の記録したい	● 「メモ」を使う

Numbers（第1章-10）　メモ（第1章-5）

　iPhone・iPadでは患者の検査データも紙のチャートのように記録していくことができます（図2）．ただし，検査しながら結果を迅速に記録していくにはiPhoneはやや不利です．記録用にはiPad，できればApple Pencilで手書き入力できるiPadが理想的です（図3）．

A）限られた値を記録する

　筋力テストや反射検査のように数個の限られた値を入力するのみなら，「Numbers」でチャートを作成し，セルの**ポップアップメニュー**を使うのが簡単です．セルをタップすると選択肢が並ぶので，それをタップして選択するだけで済みます．

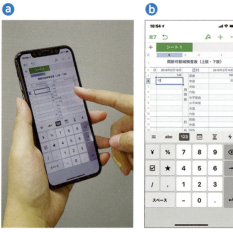
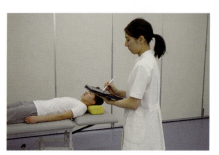

図3　iPadなら違和感がない

図2　iPhoneでチャート入力

「Numbers」のポップアップメニューの作り方

❶セルを選択する
❷「🔨」をタップし「フォーマット」を選択する
❸「ポップアップメニュー」をタップする
❹選択項目を入力する

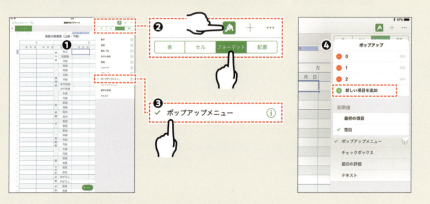

❺すべての入力セルにフォーマットをコピーする
❻セルをタップすると選択項目がリスト表示する
※入力したい項目をタップするとセルに反映される

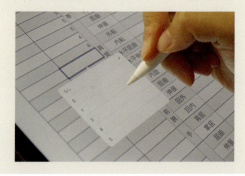

B）数値を記録する

　関節角度や脈拍数など，単純に数値のみを記録する際には，iPad版の「Numbers」がその実力を遺憾なく発揮します．セルに対し数値入力を選択すると画面下に大きく電卓のようなキーパッドが現れます．手書きで数値を入力するよりも手軽にキレイに入力が可能です（図4）．

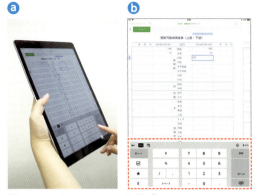

図4　iPadでチャートを作成する

C）既存のチャートを利用する

　検査チャートは1から作り直してもよいのですが，すでに数多くチャートがある場合には，スキャンして使用する方が効率的です．また，文字や記号などが混在する場合や，手書きの方が使いやすい場合もiPadが活躍します．特にiPadとApple Pencilの組み合わせは紙とペンに取って代わる使いやすさがあります．

　まずは，使用するチャートを1つずつiPhone・iPadの「メモ」でスキャン（撮影）します．ただし，iPadで撮影すると，影が入り込みやすく，画質も劣るので，iPhoneで撮影して「メモ」で共有する方法をおすすめします（第1章-5を参照して下さい）．さて，ここで取得した画像が，今後のiPad上で使うチャートになります．スキャンしたものを**マークアップ機能**で手書き入力して使用します．

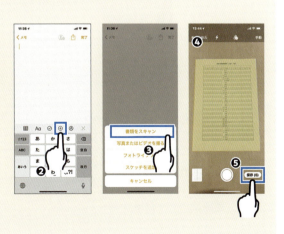

（次ページへ続く）

❼スキャンしたメモを選択し，使用するチャートをタップする

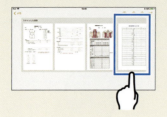

❽共有ボタンから「マークアップ」を選択する

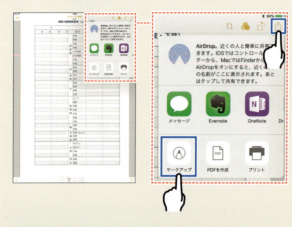

❾手書き入力する

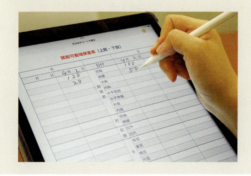

4　運動軌跡を記録する

Situation	・四肢の失調の評価がしたい ・立ち上がりや歩行の四肢の運動軌跡が撮りたい
解決法	・自撮りライトと「Slow Shutter Cam」を使う

Slow Shutter Cam
（240円）

　1枚の画像として運動の軌跡を捉えることにより，運動を分析する方法があります（**サイクログラム**）．特に失調症に対する指鼻試験や体幹動揺などを見る際に有効です．意外に簡単に撮影できるうえ，色々と応用が利くので覚えておくと便利です．

運動の軌跡を見たい部分に**反射テープ**を貼り付け，iPhoneのカメラの前に**自撮りライト**や**リングライト**を取り付け，**長時間露光**ができるアプリで撮影しましょう．いくつかアプリを試してみましたが，「Slow Shutter Cam」が一番使い勝手がよく，意図した軌跡を捉えやすかったです．

サイクログラムの撮影方法
❶軌跡を追いたい部分に反射テープをつける
❷iPhoneのレンズの近くに自撮りライトを取り付ける
❸iPhoneを運動範囲がすべて入る位置に固定し，室内を薄暗くする

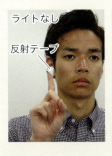
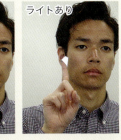
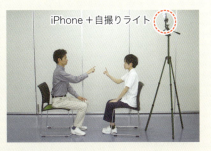

❹「Slow Shutter Cam」を起動し，設定マークをタップする
❺撮影モードをライトトレイルにし，光の感度を最大にする
❻シャッタースピードを運動がすべて入る時間に設定する
❼シャッターを押し，患者に運動を行ってもらう

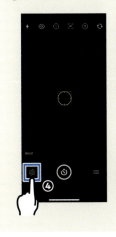
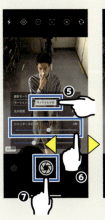
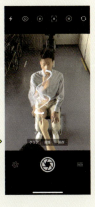
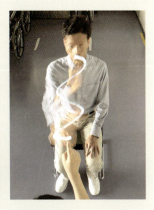

第2章 病院で使う

4 治療の補助ツールとして活用する
患者情報・環境情報を受信，発信する

退院後のようにセラピストの目の前に患者がいない場合にも，ホームエクササイズのチェックや相談・指導を行いたい場合は多いかと思います．今までは電話やメールくらいでしかやりとりができず，歯がゆい思いをしていたものです．しかし，患者自身もiPhoneやiPadを所持していればテレビ電話が可能になります．

また，ここではほかにも直接治療などに使わなくても便利な機能について述べておきます．

1 家庭での運動をチェックする

Situation	・患者がホームエクササイズを正しく行っているか確認したい ・変化の著しい方の様子を見たい
解決法	・「FaceTime」を使う
注意点	・Wi-Fi環境が必要

FaceTime
(第1章-11)

　Wi-Fiなどのネット環境が病院と患者の自宅の両方で整っていれば，「FaceTime」を使うことで簡単に**テレビ電話**ができます（図1）．保険点数上の問題もあるかとは思いますが，これを利用すれば患者宅へ訪問することなく，ホームエクササイズや家屋の問題なども適切に指導することができます．当院ではまだ実現していませんが，すでにネット環境を利用し，自宅にいる心臓疾患患者の運動指導を行っている病院もあります．

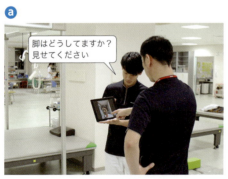
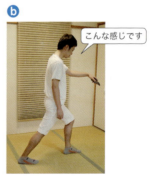

図1 「FaceTime」の活用

2 天気・気圧変化による患者の具合を予想する

Situation	● 天候により変化しやすいリウマチや手術後の患者の体調を予想したい
解決法	● 「Siri」に聞く ● 天気に関するアプリを使う

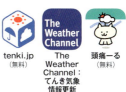

tenki.jp（無料）　The Weather Channel : てんき気象情報更新（無料）　頭痛ーる（無料）

　リウマチや手術後の患者が**天候**の変化に敏感なことはご存じのとおりです．ちょっと先の天候の変化を知ることにより，今から会う患者の体調をある程度予想できます．

A) 「Siri」に聞く

　一番単純な方法は，標準機能として搭載されている「Siri」に尋ねることです（図2）．「今日の天気は？」「今日の湿度は？」と聞くだけで，その土地の状況をすぐに教えてくれます．ただ，気圧については教えてくれませんでした．あまり興味がないようです．

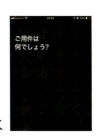

図2　「Siri」に聞く

B) アプリを使う

　この分野のアプリは豊富で，かゆいところに手の届くアプリに溢れています．

　まず，おすすめなのが「tenki.jp」です．1時間ごとの天気や気温，降水確率，湿度などを見ることができます（図3a）．カスタマイズすることで，紫外線や体感温度，熱中症情報なども表示されます（図3b, c）．

　また，「The Weather Channel」はヘルスケアの項目が充実しており，アレルギーについての情報なども見ることができます．アレルギー画面をタップすると，より詳細な情報が示されており，花粉の概況，呼吸のしやすさ，カビ対策について記載されています．花粉については特に反応しやすい花粉を選択することでパーソナライズすることができます．

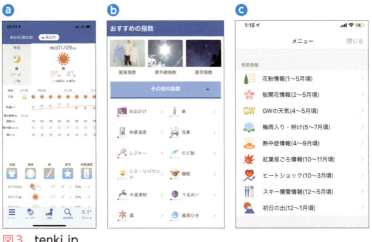

図3　tenki.jp

「頭痛ーる」は気象予報士が開発した**頭痛**や**気象病**対策のアプリです．**気圧**が起こす痛みに悩む人のためのアプリで，痛みの傾向をチェックすることができます（図4a）．初期設定時に位置情報を登録すると，アプリを開いた時間から1週間先までの気圧の推移を1時間単位でグラフ化してくれますし，そのうえ過去の情報も得ることができます．また，右上の日本列島のマークをタップすると画面が切り替わり，全国の今日・明日・明後日の気圧や天気，気温，風向き，湿度の予報をしてくれます（図4b）．

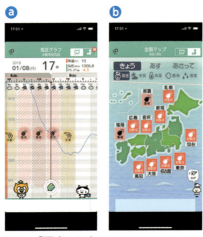

図4 「頭痛ーる」

第3章
デイケア・訪問リハで使う

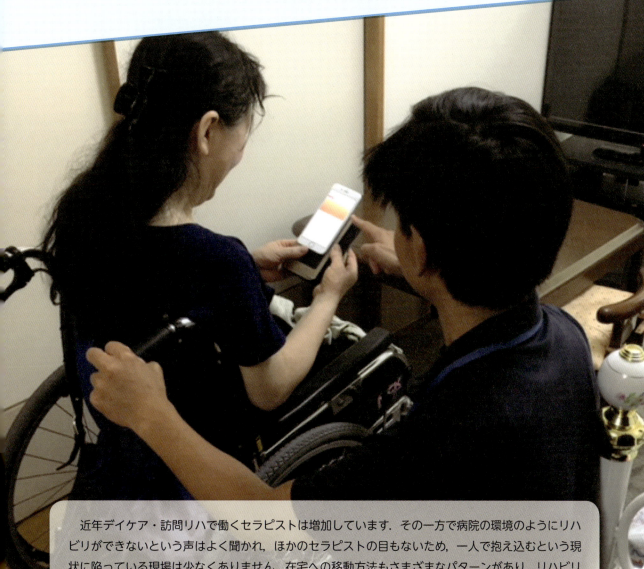

　近年デイケア・訪問リハで働くセラピストは増加しています．その一方で病院の環境のようにリハビリができないという声はよく聞かれ，ほかのセラピストの目もないため，一人で抱え込むという現状に陥っている現場は少なくありません．在宅への移動方法もさまざまなパターンがあり，リハビリ機具を持っていくのにも一苦労です．そんななかiPhoneは日本のスマホ保有者の多くが有しており，在宅の場で活用しない手はありません．
　また，在宅においては家や周りの環境に応じてリハビリをしていく必要があり，特に家屋の状況や利用者様の活動状況を記録して具体的に数値化できれば，目標も明確化されます．加えて，動画や実際の環境が残せれば，訪問が終わってから，施設や事務所にいるほかのセラピストや他職種に助言がもらえます．

第3章 デイケア・訪問リハで使う

1 患者のデータ収集と評価を行う
記録する，計測する

デイケアや訪問リハにおいて介護保険制度のなかでは，週1回しかリハビリができないということが多くあります．そのため利用者の日々の状態把握をすることは必須で，リハビリ場面以外のことを知るということが大事になります．また限られたリハビリ時間のなかで，データ収集を短時間でとる技術も求められるため苦慮することも多いでしょう．ここではデータ収集を簡単にかつ短時間で活用できるアプリについて解説していきます．

1 家屋環境を記録する

	Situation	解決法	注意点
A	● セラピスト一人でも時間短縮して記録をとりたい	● 「Measure」で段差や椅子の高さを測る ※iOS12では同様の機能を持つアプリ「計測」が内蔵済み	● Wi-Fi環境が必要
B	① 利用者目線での動線が知りたい（車椅子や視野障害のある人など） ② 家屋状況を帰ってからじっくりと確認したい	● 「カメラ」を使い，生活環境を画像で残す	

Measure（無料）
カメラ（第1章-2）
計測（無料）

A）「Measure」を使って測定する

在宅生活をするにあたり**家屋環境を知ること**は必須の項目ですが，デイケアにおいても環境を把握することは必須です．

「カメラ」で写真を撮ることは，すでに多くの場面で用いられていますが，部屋のつながりがわかりにくいことが多く，その撮影や編集，印刷にも手間がかかります．また段差の高さや椅子の高さなど，いちいちメジャーを用いていては時間を要します（図1a，2a）．そんな**家屋評価**で必要な項目も，「Measure」があれば，ボタン操作1つで数値測定ができて写真上に数値が入った状態で記録できます（図1b，2b）．そのため事務作業の手間が省け，時間の短縮にもなります．

「Measure」撮影は，画面に現れるポイントをタップするだけで計測できますが，なれるまでに少々時間を要します．しか

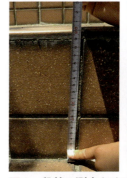 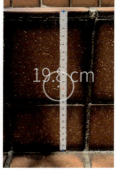

ⓐ メジャーを用いる　　ⓑ 「Measure」を用いる

図1　段差の測定をする

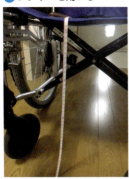
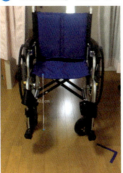

図2 車椅子の高さを測定する

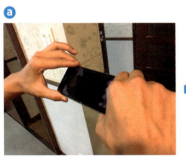
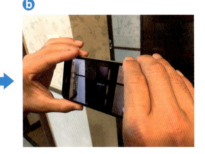

図3 「Measure」撮影のコツ
手首で動かさず，iPhoneをしっかりと固定する

し，図3のようにすると正確に測れます．

このようにiPhoneがあれば時間の短縮ができ，簡単に記録として残せ，さらに病院や事務所に戻ってから，訪問時に気づかなかったことに気づくことができます．

B）生活環境を画像で残す

立位の目線と**座位の目線**では見え方が全く異なります（図4）．目線の違いを理解して写真を撮れば，例えば，**車椅子**の人の床面への生活目線を意識することもできます．また視野に障害がある人の生活に対しても，より実際の場面を想定したものを意識してリハビリすることができます．

図5のように**通常モード**で撮りたいポイントを絞ることが多いと思いますが，図6の**パノラマモード**で撮影すると部屋全体が記録されるので，訪問中では気が付かなかったことに帰ってから気づくことができます．

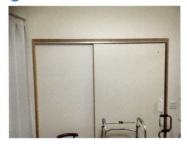
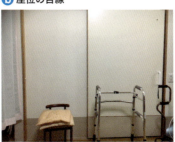

図4 目線の違い

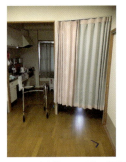
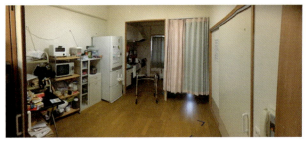

図5 通常モードで撮影　図6 パノラマモードで撮影

パノラマ撮影のコツ

❶「カメラ」を起動し，パノラマモードを選択する
※画面の真んなかに矢印が表示される
❷撮影ボタンを押し，矢印に沿ってゆっくりとiPhone本体を動かす

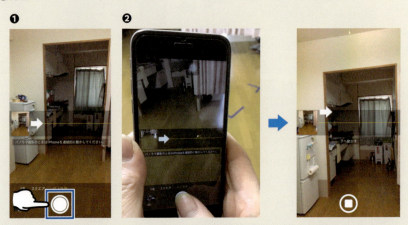

※すばやく動かしてしまうと「ゆっくり」と画面に表示される．また画像が黒く映ることがあり（ ），きれいに表示されないので注意が必要である

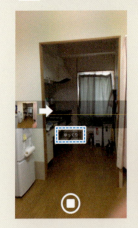
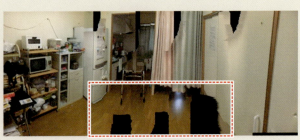

リハの現場でこんなに役立つiPhone活用術

2　身長計測する

Situation	・寝たきりの人の身長を簡単に測りたい
解決法	・「Measure」を使う ※iOS12では同様の機能を持つアプリ「計測」が内蔵済み

Measure（無料）　計測（無料）

　在宅では病院のようにカルテを見れば容易に身長を確認できるということは少なく，セラピストが計測する場面も多々あります．また，**認知症，寝たきり状態**の人は計測が困難なことがあり，聞きとりからも聴取できないことが多いです．
　そんなとき「Measure」ならば寝たきりの状態でも計測できます（図7）．

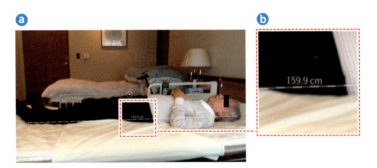

図7　「Measure」で測定する
ベッド上で寝ている状態の人をiPhoneのボタン1つで計測ができる

3　活動範囲を記録として残す

Situation	・1日の活動距離を把握したい ・歩行数など1日の経過，月の経過を知りたい，比較したい ・簡単に記録をとりたい
解決法	・「ヘルスケア」を使う

ヘルスケア（無料）

　在宅で生活している時間のうち，セラピストのかかわっている時間は週の数十分から数時間のわずかな時間のため，リハビリ以外の活動を知ることは重要です．活動範囲を知るためにはさまざまな評価ツールはありますが，どれも質問形式がほとんどで，曖昧な回答も少なくありません．その場合はiPhoneの標準アプリの**「ヘルスケア」**を使いましょう．なかなか日々の生活が思い出せない人も，iPhoneをポケットに入れておいてもらうだけでさまざまな情報が収集でき，分析も出来ます．
　また，「ヘルスケア」ではどの時間帯に動いているのか，どの曜日が運動しているのかなどが一目瞭然です．この分析項目を確認するだけでも，疲労状態や痛みの評価にもつながり，**自主トレーニング**の提案の根拠にもなり，あらゆる場面に活用できます．

「ヘルスケア」を活用する

❶iPhone を利用者のポケットに入れて生活してもらう

※アプリ設定が「オフ」になっている場合があるので「設定」を起動して「プライバシー」から「モーションとフィットネス」をタップ,「ヘルスケア」がオンになっているか確認する必要がある

❷「ヘルスケア」を起動し,アクティビティを選択する

❸見たい項目をタップする

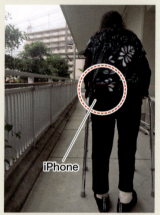
❶高次脳機能障害がある利用者

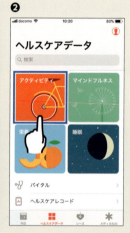
❷

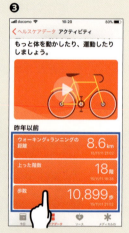
❸

❹,❺1日の活動を棒グラフで把握し,「すべてのデータを表示」を選択する

※週や月単位の活動も把握できる.「リハビリの日とデイサービスの日は歩行数が多いですね,翌日に疲労はありますか」などと確認できる

❻数値化した記録データを確認する

※「昼以降の歩数が少ないですね.昼以降に運動できるように考えましょう」など客観的にプログラムが組める

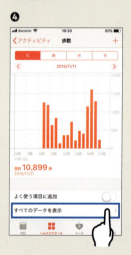
❹

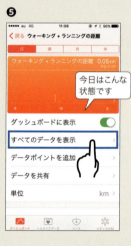
❺

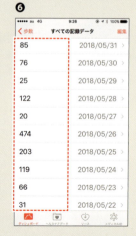
❻

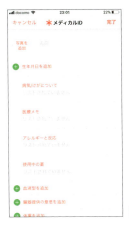

図8 メディカルIDを利用する

ほかにも，「ヘルスケア」にはメディカルID項目があり**緊急時**や**災害時**にも活用できます（図8）．**災害対策**にはさまざまな取り組みがなされており，こちらもiPhoneを所持しているだけで医療を受ける際の必要事項が確認できます．

4 歩行の評価

A）往復での時間の経過が知りたい

Situation	・歩行時間をはかりたい ・往路と復路の差をはかりたい
解決法	・「時計」のストップウォッチ機能を使う

時計（無料）

特に在宅では**歩行距離**がとれないことが多く，室内を往復してスピードを計ることがあります（図9）．そんなときはiPhoneの「**時計**」に**ストップウォッチ機能**があります（図10）．

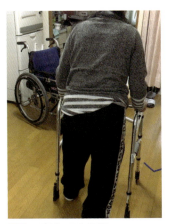

図9 室内での歩行

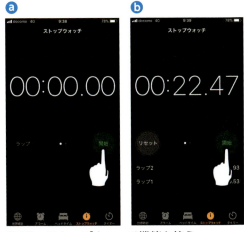

図10 ストップウォッチ機能を使う

また屋外でも6分間歩行などは**ラップ機能**を使えば，どのくらいから**歩行速度**が低下してくるかなどを評価することができます．

B) 申し送りをする

Situation	・利用者の屋外での歩行場所をほかのセラピストに申し送りしたい ・場所をイメージできるように細かく伝えたい ・駐車場や駐輪場の場所を伝えたい
解決法	・「カメラ」，「写真」のマークアップ編集を使う

カメラ（第1章-2） 写真（第1章-3）

在宅で一度も訪問したことのない人に申し送りするときはする側もされる側も不安です．しかし，いつも実施している環境を伝えられれば，セラピストだけでなく利用者も，いつもと同様のトレーニングが受けられます．

特に**屋外歩行**のコースを口頭で**申し送り**するのは伝えにくいものです．そんなときは「カメラ」，「写真」のマークアップを使えば簡単に伝えられます．またこの機能を使用すれば，駐車場や駐輪場も簡単に申し送りできます．

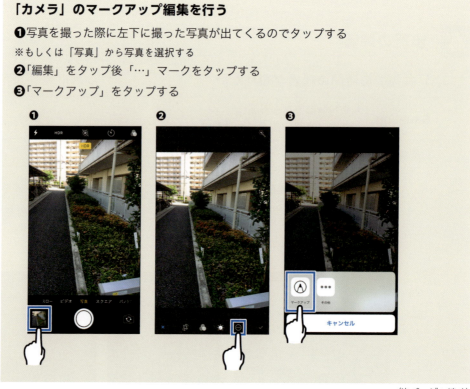

（次ページへ続く）

❹, ❺マークアップ編集を行い文字などを書き込む

※申し送りで「家の周りを2回歩行してください」と言いたいとき，この機能を使えば「どこまで，どちら周り」といった情報も容易に伝えることができる

❹ 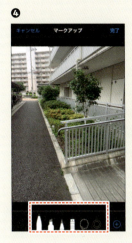 ❺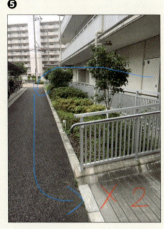

第3章 デイケア・訪問リハで使う

2 在宅でのトレーニングをしっかりと行う
確認する，指導する，共有する

リハビリ以外の時間は，家でのトレーニングや姿勢についての意識づけが重要になります．そのためには，実際のリハビリ時間に，しっかりと在宅で行ってほしいトレーニングを落とし込むことが大切になります．自主トレーニングはどれだけ病院で指導されても，家に帰れば自己流になっている人がほとんどです．その要因は自分の状態を客観的に見る機会が少なく助言してもらう機会が少ないからです．

1 自分の運動を確認してもらう

Situation	・リハビリで行った運動をフィードバックしてもらいたい ・利用者宅に鏡がない ・リハビリ風景全体を写してもらいたい
解決法	・「カメラ」を使う ※iPhoneスタンドを使うとより便利

カメラ
（第1章-2）

　病院のように大きな鏡がある家は少なく，鏡が大抵ある洗面所で運動するのにも限度があります．そんなとき，「**カメラ**」を使えば，鏡の代わりにもなり，**動画**も撮れるので客観的に自分の運動を確認できます（図1）．
　100円均一の**三脚**を使うと（図2）より全体が写せることができ，鏡代わりにもなります．**動画**をとりながら自身の状態をフィードバックしてもらいましょう．次回訪問の際に，チェックすることもできますね．早送りすればダイジェストでも見られます．

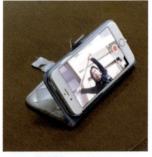

図1　鏡がわりに使う
動画モードを使用すると後で見返すことができる

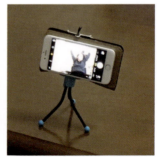

図2　三脚を使う

2 計画的にトレーニングを行う

Situation	・生活リズムに合わせて自主トレーニングを行ってほしい ・忘れることが多い人に予定時間になったら知らせてほしい
解決法	・「カレンダー」,「時計」でスケジュールを確認してもらう

カレンダー（無料）　時計（無料）

　在宅では，やらなくてはいけないとわかっていてもできない人が多いです．忘れることもあります．そんなときは**「カレンダー」**（図3）と**「時計」**の**アラーム機能**（図4）を使い，自主トレーニングの時間を毎日お知らせして意識づけをすることができます．

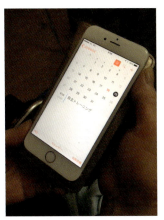

図3　カレンダーに予定を入れる

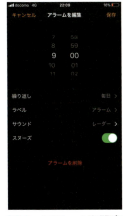

図4　アラームを設定する

3 トレーニングを自己流にしない

Situation	・利用者と一緒に自主トレーニングを作成したい ・利用者に間違った自主トレーニングをしてほしくない
解決法	①「カメラ」を使い，リハビリの様子を動画に撮って確認してもらう ※セラピストの声も入れられる ②「カメラ」で撮った画像を「Keynote」で比較する ※背中の状態も意識できる ③「FaceTime」で直接教える
注意点	・「FaceTime」の使用にはWi-Fi環境が必要

カメラ（第1章-2）　Keynote（第1章-8）
FaceTime（第1章-11）

A）動画で確認する

　リハビリで実施したことを，自宅に帰ってからも自分でしてもらえたらいいですね．自主トレーニングを促してもなかなかできない（図5），自己流になってしまい上手くいかないなどの声はよく聞きますが，**動画**を使えばいつでもどこでも，いつものセラピストの声で運動ができます．

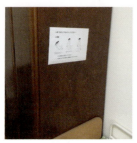 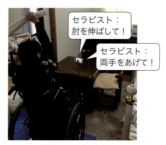

図5　一般的によく見る光景

図6　動画を見ながら自主トレをする

本人が写っているものでもなく，壁に貼っているだけでは意欲は出にくい

セラピストの声かけなどが入っている状態でリハビリ場面を**動画**に収めておけば，何度でもリハビリを見直すことができ，注意点も意識することができます．1人で運動して自己流になることも減らせる効果もあります（図6）．

B）過去と比較する

自分ではなかなか見ることができない背中の状態を簡単に比較するには，「Keynote」を使うと（図7），過去に撮った画像と比較することができます．後ろの状態がどうなっているかをセラピストと一緒に確認でき，普段自身では確認しにくい背中の状態もフィードバックすることができます．

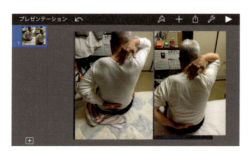

図7　背中の状態を確認する

C）遠距離で教える

Wi-Fi環境下であれば，「FaceTime」を用い，分からないところをセラピストに直接聞くことができます（図8）．タイムリーに指導ができ，内容の濃い自主トレーニングが行えます．

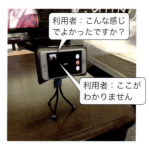

図8　「FaceTime」で指導する

4 他職種，家族と共有する

Situation	・ヘルパーや家族に動作介助を指導したい
解決法	・「カメラ」で動画に残す ・「LINE」，「メール」，「メッセージ」で画像を送る
注意点	・Wi-Fi環境が必要

カメラ（第1章-2）　メッセージ（無料）　LINE（無料）　メール（無料）

家族が直接そばにいることができない場合，リハビリのときに何をしているかわからない，マッサージしかしていない…など一部から否定的な言葉を聞くことがあります．リハビリの様子を伝えることや，注意点をしっかりと伝達することなど，セラピストの情報発信の観点からも，iPhoneはとても有用です．**動画**機能を使い，他職種や家族と共有することで，より在宅での生活の質を上げることにつながります．

A）動画に残す

利用者とセラピストの映りやすい場所に，iPhoneを設置（図9a）して**動画**を撮ることでリハビリの様子を家族に見てもらうことができます．全体を写すことでリハビリ時に何をしているか把握でき，家族も生活に活かすこともできます（図9b）．

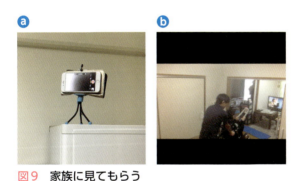

図9　家族に見てもらう

B）動画を送る

他職種から電話などで就寝のときはどのような工夫をしたらよいかといった質問をされることがあります．リハビリ時に写真を撮っておけば（図10）指示とともに「LINE」や「メール」で送ることができます．

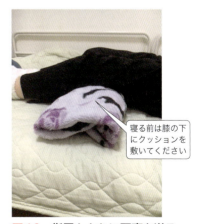

図10　指示とともに写真を送る

第3章 デイケア・訪問リハで使う

3 利用者・家族とのコミュニケーション
伝える，手軽に入力する

在宅生活を続けるにあたって，コミュニケーションは最も重要と言っていいでしょう．しかし阿吽の呼吸があるからと，直接のコミュニケーションをそこまで重要視していない家庭も多くみられます．そのような状態での在宅生活では，さみしさや，ストレスを強く抱えている人が多くいます．長い在宅生活，自分の思いをしっかりと伝え理解してもらうことは大切です．伝える側も聴く側も少しでもストレスを減らしていく方法を考えていきましょう．

1 近くの人に伝える

	Situation	解決法
A	・構音障害のある利用者にもしっかりと相手に想いを伝えてもらいたい ・利用者に事前によく使う言葉を準備してほしい	・「指伝話ちょっと」を使う
B	・利用者に自分の文字で伝えてほしい ・利用者に書字練習をしてほしい	・「筆談パット」を使う

指伝話ちょっと（無料）　筆談パット（無料）

　構音障害があると話の内容が伝わりにくい，今日は声自体が出にくいなど日によって伝わり方に変化があるときがあります．**「指伝話ちょっと」**を使えば，よく使う言葉を登録しておいて，必要なときにボタン1つで伝えられます．

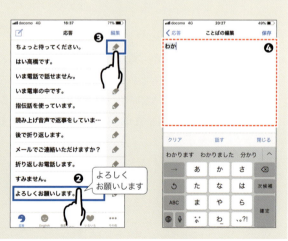

「指伝話ちょっと」を使う

●登録した文字をそのまま使う
❶アプリを起動して応答画面を開き，事前に登録しておいた内容を表示させる
❷伝えたい内容をタップし，音声出力する

●登録した文字を編集して使う
❸鉛筆マークをタップする
❹文字を編集する

(次ページへ続く)

❺「話す」を押して音声出力する

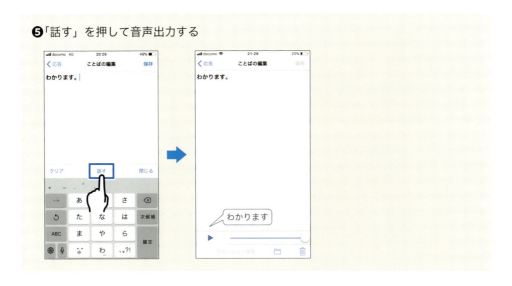

難聴や**聴覚障害**がある人は**筆談**でのやりとりになります．「**筆談パット**」では入力画面が対で表示されるため，同じ画面を使っての**筆談**でのやりとりが可能です．指で画面をなぞれば記入できるので容易に利用できます．またどちらが記入しているかも色別でわかりやすくなっているため，**書字練習**にも活用できます（図1）．

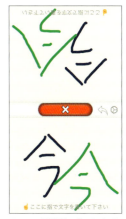

図1　「筆談パット」を使う

2　遠くの人に伝える

Situation	● すぐに文字が出てこない利用者からも想いを伝えてもらいたい ● 忘れやすい利用者に文字として残しておいてほしい ● 利用者に考える余裕を持って，ゆっくりと文章を考えてもらいたい
解決法	●「メール」「LINE」を使う
注意点	● Wi-Fi環境が必要

構音障害のある人でも，安心して使えると言われているのが「**メール**」と「**LINE**」です（図2）．相手が送ってきた文章を何度も読み返し，理解してから自分の思いを表現できるので，納得して伝えることができます．

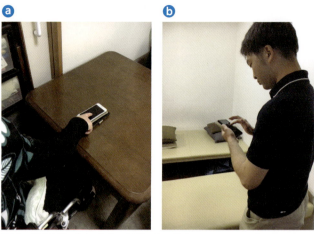

図2　利用者（a）とセラピスト（b）のコミュニケーション
在宅での出来事を連絡し，タイムリーに施設で確認できる

A）予測変換機能を使う

また文章が出にくい人も，**予測変換機能**などを活用するとよく使っている文字が出てくるので時間短縮にもなります（図3）．「あ」と一文字打つだけで**予測変換機能**が表示され，よく使っている単語が表示されます．簡単に打てるだけでなく，一字ずつ打つ手間も省け，言葉が思い浮かばないときの助けにもなります．

B）スタンプ機能を使う

iPhoneのアプリのなかでも「LINE」を使用している人は多いです．「LINE」の**スタンプ機能**は簡単に伝えられるので，構音障害の人などは文字を読むよりも理解しやすく，気軽にやりとりしやすいようです（図4）．また既読表示も相手のメッセージを受けとったことを知らせるサインになるので，返信をわざわざしなくてもすむとか，受けとってもらえたことが分かるので安心できるようです．

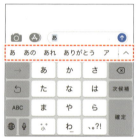

図3　予測変換機能を使う

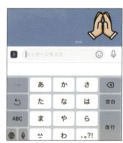

図4　スタンプ機能を使う

3 手軽に入力する

Situation	・利用者がキーボードに慣れていない ・上肢障害のある利用者のためキーボードをうまく使えない
解決法	・「メッセージ」で手書き文字を入力する ・キーボードの音声入力を使う
注意点	・Wi-Fi環境が必要

メッセージ（無料）

A）手書き文字を入力する

　特に高齢の人から「メール」を打つ際のキーボードが慣れないという声も聞かれます．間違えて何回も打ち直したりするうちに，時間がかかって「メール」するのが嫌になるそうです．そんなときは「メッセージ」画面でiPhoneを横向き（図5, 図6）にすると，**手書きで文字**が入力できるのに加え，自身の書いた字で「メール」が送信されます．「メール」ではなかなか想いが伝わらないと感じている人は手紙のような感覚で使うことができます．

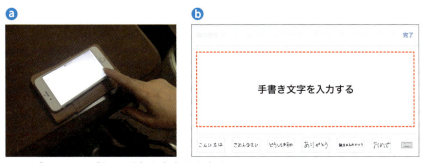

図5　「メッセージ」で手書き文字を入力する

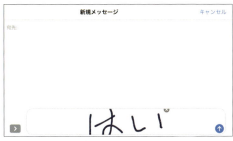

図6　手書き文字を送信する

B）音声入力をする

キーボードの**マイクマーク**をタップ（図7a）することで**音声入力**ができるようになります（図7b）．検索したいワードなどを，iPhoneに向かって話しかけるだけで，簡単に**検索**や「**メール**」入力ができます．音声機能は上肢障害のある人や，手でうまく「**メール**」が打てない人，すばやく検索したい人などには便利な機能です．

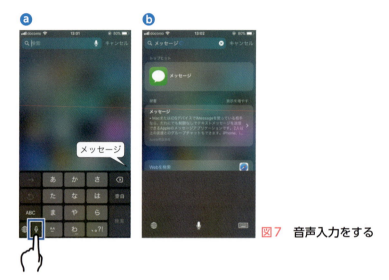

図7　音声入力をする

第4章
発達障害児支援施設で使う

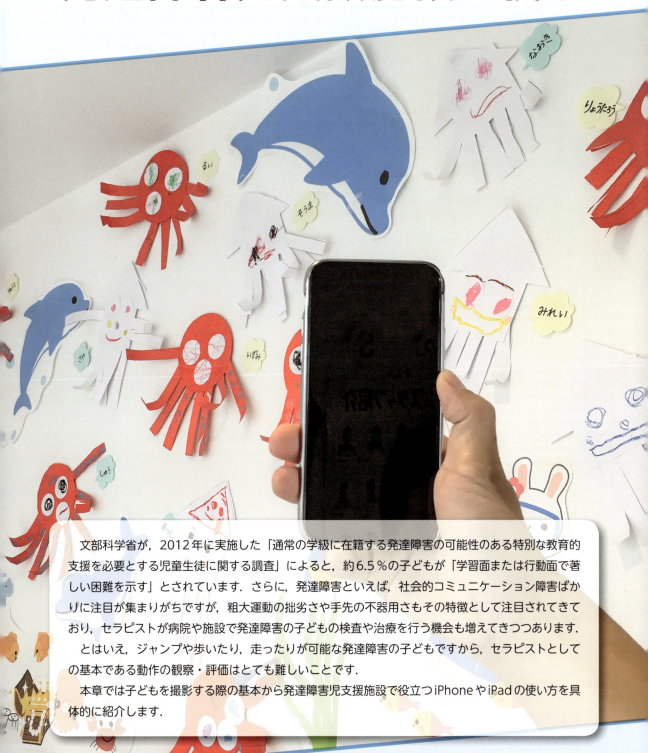

　文部科学省が，2012年に実施した「通常の学級に在籍する発達障害の可能性のある特別な教育的支援を必要とする児童生徒に関する調査」によると，約6.5％の子どもが「学習面または行動面で著しい困難を示す」とされています．さらに，発達障害といえば，社会的コミュニケーション障害ばかりに注目が集まりがちですが，粗大運動の拙劣さや手先の不器用さもその特徴として注目されてきており，セラピストが病院や施設で発達障害の子どもの検査や治療を行う機会も増えてきつつあります．
　とはいえ，ジャンプや歩いたり，走ったりが可能な発達障害の子どもですから，セラピストとしての基本である動作の観察・評価はとても難しいことです．
　本章では子どもを撮影する際の基本から発達障害児支援施設で役立つiPhoneやiPadの使い方を具体的に紹介します．

第4章　発達障害児支援施設で使う

1 子どもを撮影するときのいろは
静止画・動画を撮る

日本は，世界で最も iPhone が普及していると言われ，iOS を使用している方，すなわち，iPhone や iPad を使用している人が多いことがわかります．

もともと入っている「カメラ」を，気軽（手軽）に使って，子どもの写真を記録に残したい方も多いはずです．ここでは，基本的な使い方にも触れながら，子どもを素敵に撮影する際の工夫（？）を解説していきたいと思います．

1 シャッターチャンスを逃さない

Situation	● 子どもの笑顔を瞬時に撮影したい ● 子どもの動き（動作）を逃さず撮影したい
解決法	● 「カメラ」の起動方法を覚える ● シャッターを切る方法を覚える

カメラ
（第1章-2）

　例えば，子どもたちが通う施設では，季節ごとに楽しい催しものが開催されることも多くあります．誕生会やハロウィン・クリスマス会，節分などです．しかし，みんなで楽しく**記念撮影**となっても，子どもたちの特性もあり，なかなか素敵な写真が撮影できません．

　また，子どもが行う仕草や動作を記録に残すとき，「さぁ，撮るよ！」とか「撮ってもいい？」なんて声をかけると，子どもはカメラを意識して，普段どおりの仕草や動作ができなくなってしまいます．

　そんなとき，iPhoneの「**カメラ**」を手間取ることなくすばやく起動させ，慌てることなくシャッターボタンを上手く押すことができればいいのにと思いませんか？

　iPhoneの「**カメラ**」を理解し，使いこなすことで，子どもの笑顔や仕草，動作を逃すことなく撮影することができます．

「カメラ」の3つの起動方法

❶ホーム画面から起動する
・ホーム画面の「カメラ」をタップする

❷コントロールセンターから起動する
・コントロールセンターの右下のカメラボタンをタップする

❸ロック画面から起動する
・ロック画面を左にスワイプする
＊すばやく起動するにはこれ！

（次ページへ続く）

リハの現場でこんなに役立つ iPhone 活用術

❶ホーム画面　❷コントロールセンター画面　❸ロック画面

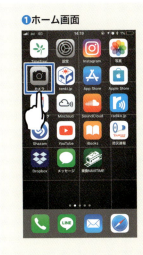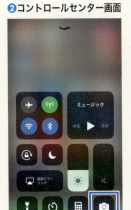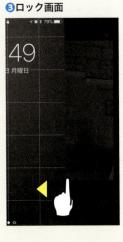

「カメラ」のシャッターを切る3つの方法

❶アプリの撮影ボタンをタップする
❷音量調整ボタンを押す
❸イヤホンのボタンを押す

- イヤホンをiPhoneと接続した状態で，音量調節ボタンを押す

※カメラを持つ手とシャッターを切る手が離れるので，子どもの動きをブレなく撮影するには最適！

❶撮影ボタン　❷音量調整ボタン　❸イヤホンのボタン

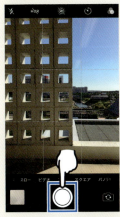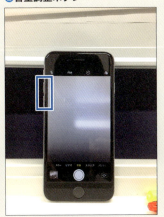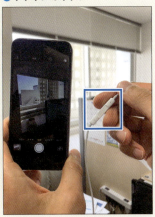

2　最適な写真を撮る

Situation	・美しい写真を撮影したい ・最適な瞬間を撮影したい
解決法	・「カメラ」のグリッド機能を使う ・「カメラ」のバーストモードを使う

カメラ（第1章-2）　写真（第1章-3）

　子どもや患者，風景を撮影する際，水平や垂直を美しく撮影したい場合には，グリッド線を用いると便利です（**第1章-2**を参照）．

　また，子どもの笑顔や動作を撮影したい場合には，**バーストモード（高速連写機能）**で連続写真を撮影すると，その中に最適な1枚が入っていることも少なくありません．

　バーストモードを使うと毎秒約10枚の写真を連続で撮影することができます．

　しかし，バーストモードで撮影した写真を1枚ずつ確認したり，保存したりしたいと思っても，少しだけややこしい操作が必要になりますのでしっかり覚えましょう．

バーストモードを活用する

❶「カメラ」を起動する
❷撮影ボタンを長押しする
※ボタンから指を離すまで高速連写できる

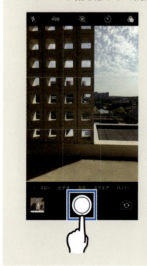

連続写真を1枚ずつ確認する

❶「写真」を起動して「選択」ボタンをタップする
❷連続撮影した写真を表示する
❸左右にスワイプして1枚ずつ確認する

❶
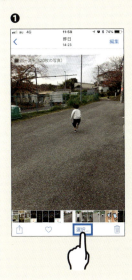

❷
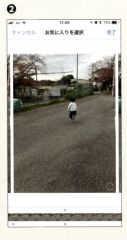

❸
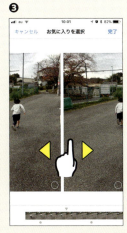

連続写真を1枚ずつ保存する

❶保存したい写真を選択する
❷「完了」ボタンをタップしてカメラロール内に保存する

❶
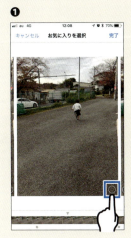

❷
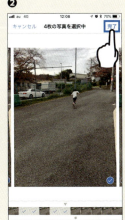

3　子どもの動きをブレないように撮影する

Situation	・子どもの動き（動作）を撮影したい
解決法	・iPhoneの持ち方を工夫する ・撮影する人の構え方を工夫する ・60 fpsで撮影する

カメラ（第1章-2）　写真（第1章-3）

A）持ち方と構え方

　　　　　iPhoneの「**カメラ**」を起動させることができたとしても，動きの激しい子どもが相手ですから，撮影後に写真を確認すると「ブレていて」残念に思うことも少なくありません．
　子どもが施設で遊んでいる際の動作などを「ブレることなく」撮影するためには，特別な技術は必要ありません．ただ，撮影する人は，脇をしめて，iPhoneをしっかりと持つ必要があります（図1，2）．また，構え方（図3）についても「自分が三脚になる」という意識で膝を立て，自分の身体がブレないように構えるなどの工夫が必要です．
　また，走り回ったりして，動く子どもを追うときは，iPhoneを水平に動かすことが重要です．自分の身体を軸にして，上半身を回転させることで，ブレが少なく水平に動かすことができます（図4）．

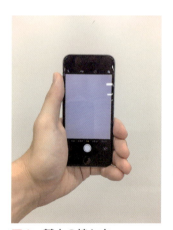

図1　基本の持ち方

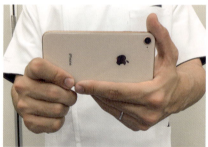

図2　横での持ち方

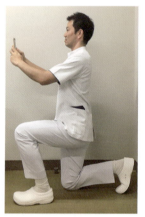

図3　基本の構え方

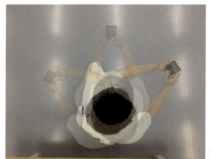

図4　水平にiPhoneを動かす

B) 60 fps に設定する

　どうしても動き回ってしまうのが子どもです．子どもの動きを動画で撮影したいときには，**フレームレート**「**60 fps ＝毎秒 60 コマ**」で撮影ができるように「**カメラ**」を設定しておきましょう．

　60 fps には利点と注意点があります．iPhone の初期設定は 30 fps であり，**60 fps** で撮影することで，より滑らかな動画を撮影することが可能となります．ただし，データ量は 30 fps より大きくなるため注意してください．

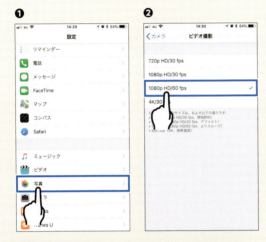

子どもの動画を撮影するときの設定
❶「設定」を起動し，「写真」を選択する
❷「1080p HD/60 fps」を選択する

❸「カメラ」を起動し，「HD-60」と表示されているのを確認する

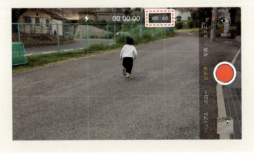

第4章 発達障害児支援施設で使う

2 日常の生活を評価する
静止画・動画を撮る，音声を録音する

発達障害児支援施設では，多様な特性の子どもが集います．
子ども同士がけんかをしてしまっても何が原因かわからなかったりすることが少なくありません．また，施設での子どもの様子が気になっている保護者も多いですが，「見学」をすると普段の様子ではなくなってしまいます．
そこで，保護者に普段の様子を伝えるときに，iPhoneを利用するととても便利です．

1 シャッター音を消す必要があるとき

Situation	・子どもがシャッター音を気にして撮影できない
解決法	・「シンプルカメラ高画質」を使用する ・「Microsoft Pix カメラ」を使用する

シンプルカメラ高画質（無料）　Microsoft Pix カメラ（無料）

　子どもたちにとって**シャッター音**はとても気になります．また，**発達障害児**には音に敏感な子どもが多く，日常の生活を撮影する際にはシャッター音を消すことをお勧めします．
　「シンプルカメラ高画質」で無音撮影するように設定することは非常に簡単です．iPhoneを**マナーモード**に設定した状態で，「**シンプルカメラ高画質**」を使って撮影するだけで，無音でシャッターを切ることができます．
　また，「Microsoft Pix カメラ」では，シャッター音をオフに設定することが可能なので，とても便利です．

「Microsoft Pix カメラ」を無音撮影に設定する
❶「設定」を起動する
❷「Microsoft Pix カメラ」をタップする
❸「シャッター音」をオフにする

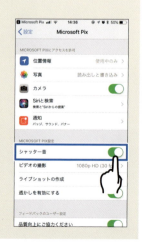

2 決定的な瞬間を残したい

Situation	● 療育中の様子を漏れなく撮影したい ● 療育中の様子を漏れなく録音したい
解決法	●「さかのぼりビデオ Lite」を使用する ●「さかのぼり連写カメラ Lite」を使用する ●「さかのぼりボイスメモ Lite」を使用する
注意点	● カメラロールへの写真・動画の保存や，容量制限の開放など一部の機能の解除には有料版（360円）の購入が必要

さかのぼりビデオ Lite（無料）

さかのぼり連写カメラ Lite（無料）

さかのぼりボイスメモ Lite（無料）

発達障害支援施設では，さまざまなことが起こります．子どもたちが遊んでいる最中，誤ってぶつかってしまったり，けんかになってしまったりすることも少なくありません．また，そのような状況を保護者にもしっかり説明し，理解をしていただくことも必要になってきます．

A）漏れなく撮影する

そこで，「さかのぼりビデオ Lite」を利用すると便利です．アプリを起動した状態で，被写体にカメラを向けておきます．決定的瞬間が起きてから「録画ボタン」を押すだけで，数秒前までさかのぼって録画しているので，その瞬間を逃すことは絶対にありません．

「ん？ 何か起こりそう」という療育者やセラピストの予感を信じて，カメラを向けておくだけで，何が起こったのかすぐにわかります．

「さかのぼりビデオ」の時間を設定する
❶「さかのぼりビデオ」を起動する
❷ 左下の「秒数」を設定したい時間にあわせる
※ 1～60秒まで設定可能
❸ 撮影を開始する

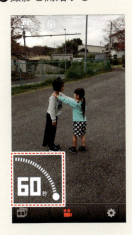

そのほかに，**運動療育**中の場面を「さかのぼり連写カメラ Lite」を使って撮影することで，運動の様子を分析することができます．

例えば，「カメラ」では，ジャンプの瞬間を撮影しても，助走の様子はわかりません．しかし，「さかのぼり連写カメラLite」を使えば，的確な**運動指導**が可能です．助走がはじまる際に起動させ，カメラを向けておいて，ジャンプした瞬間にシャッターを切れば，ジャンプまでの助走が連写（連写数は 8 or 15 コマ）されています．

ただし，無料版では写真や動画はアプリ内に保存され，容量にも制限がかかっています．カメラロールへの保存には有料版（360 円）の購入が必要なため注意してください．

B）漏れなく録音する

また，音声としてさかのぼりたいときには「さかのぼりボイスメモLite」が便利です．

アプリを起動させておいて，子どもの不適切な発言などが聞こえたときに，録音ボタンを押せば，その発言から数秒前の音声が録音されています．

ただし，こちらも無料版では容量などに制限がかかるため注意してください．

第4章 発達障害児支援施設で使う

3 子ども・保護者とのコミュニケーション
文字として伝える，残す

発達障害児のなかには，相手と円滑にコミュニケーションをとることが苦手な子どもも多くいます．言いたいことがなかなか言えないこともあれば，言おうと思ったこととは正反対の言葉が口から出てきてしまったり….

コミュニケーションの困難さを少しでも和らげるために，iPhoneやiPadを利用することも可能です．

1 会話以外で自分の気持ちを表現する

Situation	・会話で自分の気持ちを表現してもらうことが難しい
解決法	・「UD手書きPro」を使用する ・「手書き電話UD」を使用する
注意点	・「手書き電話UD」の使用にはWi-Fi環境が必要

UD手書きPro（無料）　手書き電話UD（無料）

発達障害の子どもたちのなかには，コミュニケーションが苦手な子どもが多くいます．会話では自分の気持ちを表現することが難しくても，**絵**や**文字**で自分の気持ちを表現することができれば，その困難さが少しでも和らぐのではないでしょうか？

A）近くの人に伝える

「UD手書きPro」では，手書きで自分の気持ちを伝えることももちろんできますが，発した言葉を文字にする機能もあります．面と向かって「ごめんなさい」となかなか言うことが難しくても，別の場所でiPhoneに向かって，「ごめん」と書いたり言ったりして，文字にして相手にそれを見せることで，自分の気持ちを伝えることができます．

B）遠くの人に伝える

また，「**手書き電話UD**」は，手書きで相手と**チャット**することを可能にするアプリです．相手もこのアプリを使用していることが条件ですが，声を出すことが難しい場面でのコミュニケーションとしても使用できます（図）．

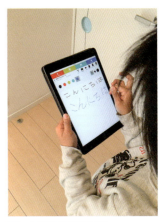

図　手書き電話UD
相手のアプリとつなげば，離れた場所でも「言葉」ではなく，文字でお話（チャット）することができる

2　保護者との面談を記録する

Situation	● 面談記録を簡単に作成したい
解決法	●「UDトーク」を使用する
注意点	● Wi-Fi環境が必要

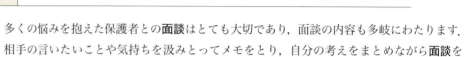

UDトーク
（無料）

　多くの悩みを抱えた保護者との**面談**はとても大切であり，面談の内容も多岐にわたります．相手の言いたいことや気持ちを汲みとってメモをとり，自分の考えをまとめながら**面談**をすることは非常に難しく，その後の記録を書く作業も非常に頭を悩ませます．

　ここで紹介する**「UDトーク」**は，コミュニケーションの支援と会話の見える化を可能にしてくれるアプリです．日本語音声認識エンジン**AmiVoice（アミボイス）**を使って，音声を文字に起こしてくれます（ただし，音声認識を使用するには，インターネットへの接続が必要です）．その記録は，メールで簡単に送信できますので，その場だけでなく後々も活用が可能です．

第5章
研究で使う

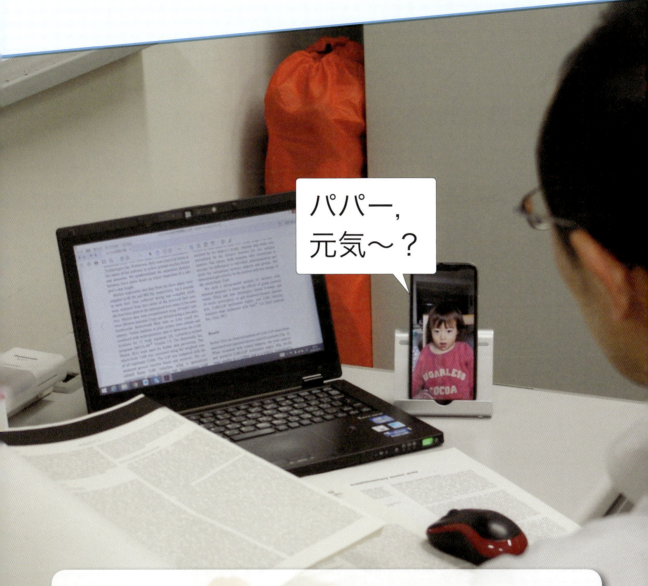

臨床場面でセラピストは，無数の疑問に遭遇します．医療・健康に関する情報をこまめに仕入れ，その疑問について知見が得られていなければ自分で研究しましょう．でも，それには膨大な時間と努力が必要です．業務や家庭で多忙ななか，研究をするのは至難の業と言えます．しかし，臨床現場こそ研究テーマの宝庫ですから，そこにいるセラピストが研究成果を世に発信すれば，患者にとって大きな利益になるでしょう．ここでは，iPhone・iPadを用いて，情報収集，学習，そして研究に関係する事柄を効率化する方法を提案します．

第5章 研究で使う

1 研究テーマを設定する
情報を収集する，記録をとる，思考を整理する

研究をするにはまずテーマが必要です．テーマを設定するにはどんな過程があるでしょうか．それは，情報を収集する（こまめに調べる），記録をとる（思いついたら即メモ），アイディアを生み出す（思考の整理）などです．
ここではその過程にiPhone・iPadを役立てて，効率化する方法をご紹介します．

1 情報を収集する

Situation	● 興味のある分野のブログや論文データベースの新着情報を得たい ● 気になったウェブページへのリンクを保存したい
解決法	● RSSアプリ「Inoreader」を使う ● 「Safari」のリーディングリストを使う
注意点	● Wi-Fi環境が必要

Inoreader -
RSS＆ニュースリーダー
（無料）

Safari
（無料）

A) RSSアプリを使う

　　研究テーマを着想するためには，興味・関心のある分野で何が注目されているかを知ることからはじめましょう．これは**RSS**アプリを使うことで，非常に効率的にできます．**RSS**アプリとは，ニュースサイトやブログの更新情報を自動的に取得するためものですが，その代表的なアプリが「Inoreader-RSS＆ニュースリーダー」です．
　　PubMedなどの**論文データベース**での検索URLを「Inoreader」に登録すれば，関心のある分野の学術論文の新着情報がリストアップされ，自動的に入手できます．なお，**RSS**アプリによる情報の更新頻度は要チェックです．更新頻度が低い（更新の間隔が長い）場合には，情報の取得漏れが起きているかもしれないことを念頭においてください．

「Inoreader」に購読リストを登録する

❶「Inoreader」を起動し，左上の「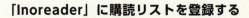」をタップする
❷購読アイテムの右の「＋」をタップする

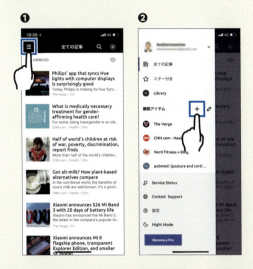

❸関心のある分野を選択する
※右上の「 」をタップすればURLでの検索も可能
❹購読サイト，およびブログを選択する

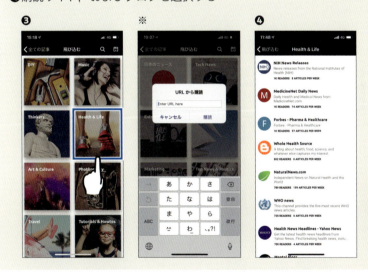

B) リーディングリストを使う

　　　ブラウザを使っていると，思いがけずよいページや文献を見つけることがあります．これを後で読み直すためには，「Safari」のリーディングリストに追加しておくと便利です．

「Safari」でリーディングリストを使う

●リーディングリストに登録する
❶「共有ボタン」をタップする
❷「リーディングリストに追加」をタップする

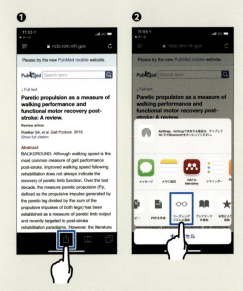

●リーディングリストを開く
❸「ブックマークボタン」をタップする
❹「 ○○ 」をタップする

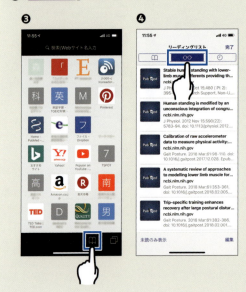

2 記録をとる（思いついたら即メモ）

	Situation	解決法
A	● 筆記用具（ノート，ペン）なしでメモをとりたい	●「メモ」，「Evernote」，「ボイスメモ」を使う
B	●「メモ」に写真やテキストをコピー＆ペーストしたい ●「メモ」をすばやく見返したい	●「メモ」，「Evernote」を使う

メモ（第1章-5）　Evernote（無料）　ボイスメモ（無料）

A)「メモ」を使う

メモ帳とペンは，アイディアを記録するための基本ですが，常に持ち歩けるとは限りません．浮かんだアイディアは「**メモ**」に入力しましょう．フォルダに分類して保存できるほか**検索機能**でメモを抽出することができる点は明らかに紙のメモを超える便利さです．ただし，後述する「Evernote」と異なり，**タグ機能**がありません．これは「**メモ**」の本文に**キーワード**的なものをいれておくことで対処するとよいでしょう．

B)「Evernote」を使う

「Evernote」は大変に便利なメモアプリで（**図1**）**検索機能**が非常に優れています．検索の対象は，**タグ**や本文だけでなく，画像中の文字も含まれます．なお，PDFとOfficeのファイル中の文字検索ができるのは有料プランのみです．

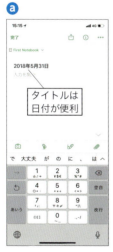
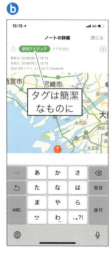

図1　「Evernote」の便利な使い方
a) 時間があるときに1週間分の新規ノートを，日付をタイトルとして用意しておくと便利
b) 同じタグのついているノートだけを抽出でき，非常に便利なので，タグ付けは忘れずに

第5章　研究で使う

「Evernote」を使う

❶「Evernote」を起動し，「＋」をタップして新規ページをつくる
❷タイトルと本文を入力したら「ⓘ」をタップする
※本文には写真も貼り付けられるうえ，音声入力もできるため目的に応じて使い分けることができる
❸「タグを追加」をタップしてタグをつくる

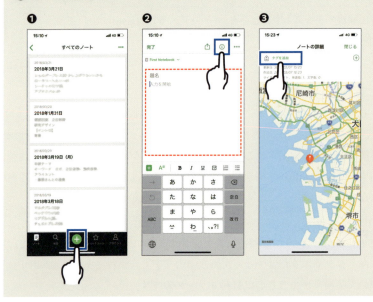

C）「ボイスメモ」を使う

文字入力ができなかったり，煩わしかったりする場合には，音声の記録に特化した「ボイスメモ」を用いて音声で記録するとよいでしょう．

「ボイスメモ」を使う

●録音する
❶「ボイスメモ」を起動して画面下の赤いボタンを押し，音声を吹き込む
❷録音ボタンを押し録音を停止する
❸ファイル名をタップしてファイル名を変更する

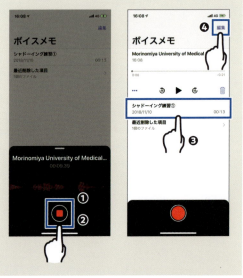

（次ページへ続く）

リハの現場でこんなに役立つiPhone活用術

●編集する

❹「編集」をタップする

❺「録音を編集」をタップする

❻黄色の線で残したい部分，または削除したい部分を挟む

❼「トリミング」または「削除」をタップする

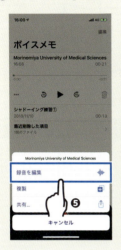
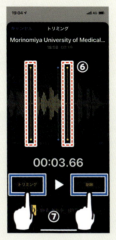

3　アイディアを生み出す

	Situation	解決法
A	・既存のアイディアの新しい組合わせを作りたい	・「付箋メモ帳QuickMemo＋」を使う
B	・手書き入力の文字や絵を保存したい	・「アイデアメモ」を使う

付箋メモ帳 Quick Memo+（無料）　アイデアメモ（無料）

　新しいアイディアを既存のアイディアの組合わせからつくるには，**KJ法**のように，カードや付箋1枚に1つのアイディアを書き，それらをグルーピングしたり，関連性を考えることが有効です．

　「QuickMemo＋」（図2）を使えば，付箋紙やそれを貼り付ける用紙を使わず画面内で完結することができます．ただし，一望できる範囲が1画面に限られているために，ほかの画面の情報との関連付けが行いにくい点に気をつけましょう．

　「QuickMemo＋」は文字をキーボードで入力する方式ですが，手書きの方がよければ「アイデアメモ」（図3）を使いましょう．「アイデアメモ」の利点は，文字にとらわれず，直感的な絵や図などを入力し，並べることができる点です．ただし，こちらはメモの配置の仕方に制限があります．

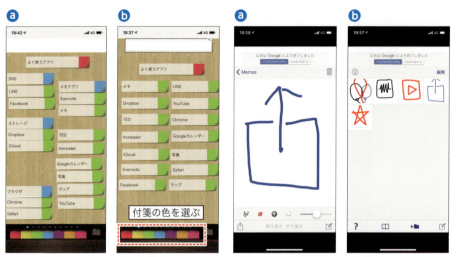

図2 「QuickMemo+」を使う
思いつくまま付箋をつくり，色を変えて分類もできる

図3 「アイデアメモ」を使う
絵や文字を手書きすると左上から順に並ぶ

第5章 研究で使う

2 学習をする
英語文献を読む，英語を話す・聞く

医療の専門分野の最新情報を得ようとすれば，どうしても英語文献を読むことを避けられません．また，国内での学会発表や論文投稿を経験していくうちに，国際学会での発表に挑戦してみたくなるかもしれません．
ここでは研究を進めていく上で重要な英語の学習にiPhone・iPadを役立てる方法をご紹介します．

1 英語文献を読む

Situation	● 紙の英和辞書や辞書サイトを使わずに英語文献を読みたい
解決法	● iOSの辞書機能を使う

　英語文献を読むときに煩わしいのが単語の意味を調べるという作業です．しかし，単語レベルでの範囲選択ができるサイト，植込み文字のあるPDFやダウンロードした英文テキストであれば，iOSの**辞書機能**（図1）を使うことで簡単かつページの遷移をせずに**英単語**の意味を調べることができます．さらに便利なのは，専門用語もカバーされているという点です．

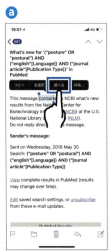 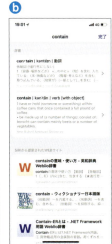

図1　iOSの辞書機能
単語を選択し，「調べる」をタップすると単語の訳の検索結果が出る

2 英語を話す・聞く

Situation	● 国際学会への参加をめざして専門分野の英語のリスニングやスピーキングの練習をしたい
解決法	●「TED」を利用する

TED
TED
（無料）

　専門分野特有の英語表現や英語ネイティブによる容赦ない高速のプレゼンテーションに圧倒されないためには準備が必要ですが，そこでお薦めなアプリが「**TED**」（図2）です．これは，多様な分野の**英語スピーチ**を無料公開しているサイトである**TED**の動画や音声をダウンロードできるというものです．動画では**英語字幕**が表示できますので，正しく聞きとれたかどうかをチェックできますし，**スピーキング**の練習にも活用できます．アカウントを作成すると，お気に入りの動画にすばやくアクセスできるようになり，大変便利です．

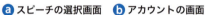
ⓐ スピーチの選択画面　ⓑ アカウントの画面

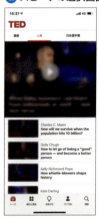
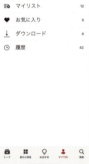

図2　「TED」を使う
音声に限り，バックグラウンド再生とiPhoneをロックした状態での再生が可能

「TED」でスピーキングの練習をする
❶「ボイスメモ」での録音を開始して「TED」で動画を再生する
※iPhoneが2台必要．iPadがあればそちらとの併用を推奨
❷字幕を見ながら発音する
❸字幕を見ずに同じ文章を発音する
❹「ボイスメモ」での録音を停止する
❺録音したものを再生し，誤りを確認する
❻もう1度字幕を見ずに発音する

第5章 研究で使う

3 論文を作成する
論文を作成して共有する，記録をとる

臨床だけでなく，病院・施設内の多様な業務を行うなかで論文を書くというのは至難の業といえます．iPhone・iPadがあればいつでもどこでも論文の作成ができますし，でき上がったものを共有し，みんなで確認することもできます．

ここでは論文を作成する際に役立つiPhoneの使い方をご紹介します．加えて，実験の記録に役立ち，論文に載せられるような綺麗な写真の撮り方も簡単にご紹介します．

1 論文を作成し，共有する

Situation	● 電車内など，外出先で論文作成をし，論文ファイルを共有したい
解決法	① 「Pages」を使って論文を作成する ② 「iCloud」または「Dropbox」に保存して共有する
注意点	● 「iCloud」，「Dropbox」の使用にはWi-Fi環境が必要

Pages（第1章-9） / iCloud Drive（無料） / Dropbox（無料）

　多忙ななかで論文を書くためには，iPhoneに標準装備されているワープロソフト「**Pages**」が便利です．また，**第6章-3**では「**メモ**」を使う方法も述べられているのでそちらもご参照ください．

　日常のちょっとした隙間時間に，1行でも2行でも文章を書いていけば，ちりも積もれば山となり，一通りの形はできあがるでしょう．一通りの形ができたなら，それを研究仲間と添削しましょう．論文ファイルを**共有**するには，「**iCloud Drive**」（5GBまで無料）を使うか，「**Dropbox**」に論文フォルダを作成し，そのフォルダを仲間と**共有**する方法などがあります．

「Pages」で作成した文章を「iCloud」で共有する

❶「Pages」を起動してブラウザをタップする
❷「iCloud Drive」をタップする
❸新規作成を選択し，文章を作成する（第1章-9参照）

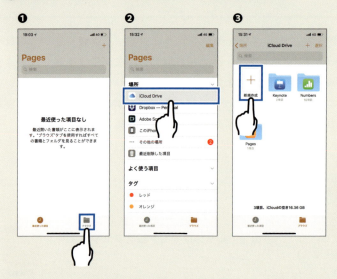

❹「…」をタップする
❺「ほかのユーザーと共同制作を行う」をタップする
❻参加依頼の発信方法を選択する

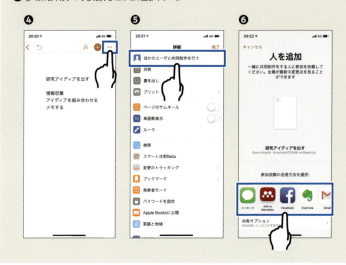

「Dropbox」で共有する

❶「Dropbox」を起動して「＋」をタップする
❷「フォルダを作成」をタップする
❸フォルダ名を入力する

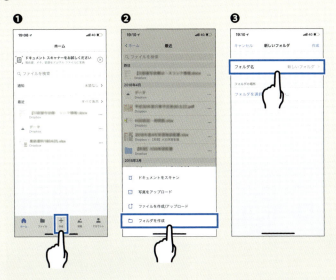

❹「共有」をタップする
❺共有相手のメールアドレスをいれ，「送信」をタップする
❻「＋」をタップする
❼「ファイルを作成/アップロード」をタップし，ファイルをアップロードする

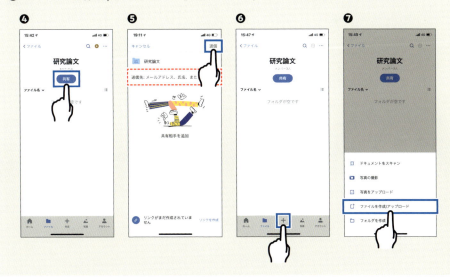

2 実験を記録する

Situation	● ズームを使わずに接写したい
解決法	● スマートフォンカメラ用レンズを使う

カメラ
(第1章-2)

　論文は実験や記録の積み重ねでできます．論文にのせる写真はキレイに撮りたいものですね．iPhoneのカメラは接写しようとするとピントが合いません．そこで，別売りですが，**スマートフォンカメラ用拡大レンズ**（）を装着することで，ズームを使わずに**拡大撮影**ができます．

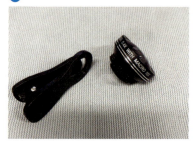
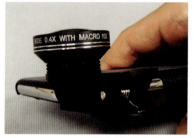

図　拡大レンズを使う
a）拡大撮影用レンズ
b）レンズをiPhoneに装着した状態

第5章 研究で使う

4 学会に備える
予行練習をする，スケジュール管理をする

学会は研究の成果を発信する場です．忙しい中でも発表の予行練習はしておきたいですし，せっかく練習したのに当日時間に遅れて発表が台無しなんてことは避けたいですよね．
ここでは発表の予行練習や学会当日のスケジュール管理などに iPhone・iPad を役立てる方法をご紹介します．

1 学会発表の予行演習をする

Situation	・タイマーを設定して学会発表の練習をしたい
解決法	・「時計」のタイマー機能をつかう

時計
(無料)

　忙しいなかでの**学会発表**の準備では，発表の練習はついつい後回しになりがちです．発表前夜にホテルの部屋でひとり**発表練習**をすることも珍しくないでしょう．そのとき，発表を制限時間内にすることが大事になりますが，標準搭載の「**時計**」には**タイマー機能**が付いていますので，これを使って練習することができます．ただし，終了1分前などの通知設定はできませんので悪しからず．また，**第6章-1**では「**プレゼンタイマー**」というアプリも紹介されているので，そちらもご参照ください．

2 学会会場でのスケジュール管理をする

Situation	・学会会場で発表時刻に遅れないようにしたい ・学会で聞きたい発表が複数ある場合のスケジュール管理をしたい
解決法	・「カレンダー」の通知機能を使う

カレンダー
(無料)

　大きい学会では日程が何日にも渡り，かつ演題数が膨大です．自分の発表日時に遅れないように，また興味のある発表を聞き逃すことがないように**スケジュール**を立てることが重要です．
　学会によっては，無料でその学会専用の**スケジューラーアプリ**を提供していたり，スケジューリングに対応したホームページを開設していたりします．しかし，それ以外にも「**カレンダー**」でも十分にスケジュール管理が可能です．**アラーム機能**を使えば，バイブレーションによって次の会場へ移動するタイミングを知ることができます．

「カレンダー」にスケジュールを登録して通知する

❶「カレンダー」を起動して「＋」をタップする
❷タイトルと場所，開始時間と終了時間を入力する

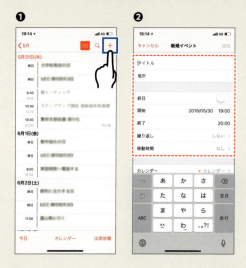

❸「通知」をタップする
❹通知のタイミングを設定する

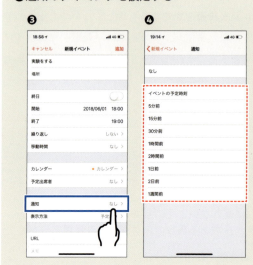

第5章 研究で使う

5 気晴らしをする
テレビ電話をする，BGMを流す

研究を続ける中で気晴らしや息抜きが欲しいときもあるでしょう．忙しくて家に帰れない夜は家族の顔を見たくなりますし，行き詰まってしまったときはお気に入りのBGMなんて流したくなります．
ここでは筆者の知る，iPhone・iPadを使った気晴らしの方法をご紹介します．

1 テレビ電話をする

Situation	・帰宅が遅くなるとき，家族の顔を見ながらテレビ電話がしたい
解決法	・「FaceTime」を使いテレビ電話をする ・「Skype」を使いテレビ電話をする
注意点	・Wi-Fi環境が必要

FaceTime（第1章-11）　Skype for iPhone（無料）

　仕事に加えて研究をしようとすれば，帰宅が遅くなることもしばしば．家族が起きている間に帰宅することができない日々が続くかもしれません．特に小さなお子さんがいれば，何日も顔を合わさなければ，忘れられてしまうかも．
　そのようなときは「FaceTime」が役立ちます．これを使うと，「章トビラの写真」のように，相手の顔を見ながら通話ができます．相手がiPhone・iPadでない場合には，「Skype」を使うとよいでしょう．

2 音楽を聴く

Situation	・少しでもよい音質でお気に入りのBGMを部屋に流したい ・音楽を少しでもよい音質で聴きたい ・研究の合間に音楽を聴いてリラックスしたい
解決法	①「YouTube」で音楽を再生する ②コップのなかにiPhoneをいれる

YouTube（無料）

　自宅でも，職場でも，夜間に1人で作業をするときに，**音楽**を聴いてリラックスすれば，よいアイディアが浮かぶかもしれません．お気に入りの音楽は，「YouTube」で探しましょう．
　そして，どうせ聴くなら少しでもよい音にしたいものです．そこでひと工夫．iPhoneを**コップのなかに入れてみましょう**（図）．音が中で反響し，少々機械的な音でも不思議と滑らかになり，なぜか音質もアップします．

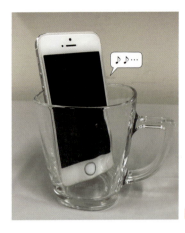

図　コップにiPhoneを入れて音楽を聴く

第6章

教育で使う

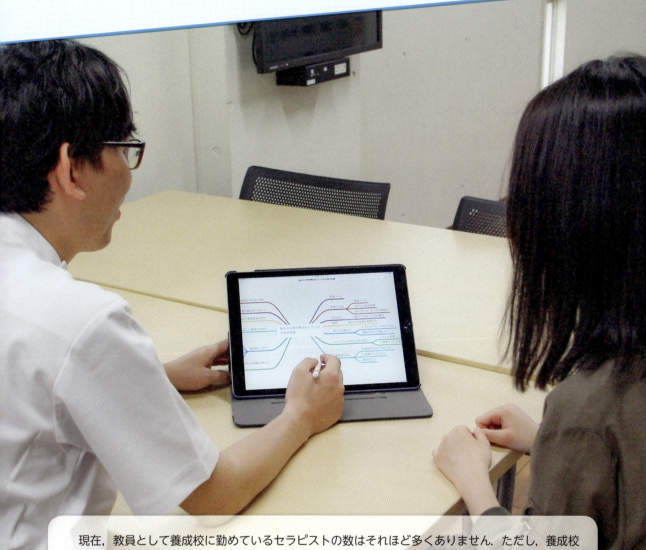

　現在，教員として養成校に勤めているセラピストの数はそれほど多くありません．ただし，養成校での学生指導だけでなく，講習会や講演会，あるいは職場での実習生・後輩指導・患者教育など，セラピストが教育にかかわる場面は数多く存在します．

　iPhoneやiPadは教育に必要な注意の喚起，理解の促進，記録・記憶の補助といった要素をとても力強くサポートしてくれます．教育者が利用するだけでなく，学生，受講者，患者自身にiPhone・iPadを利用してもらうことで，より高い教育効果が期待できるでしょう．

　本章では養成校に限らず，セラピストが携わるであろう教育場面で役立つiPhoneやiPadの使い方を具体的に紹介します．

第6章 教育で使う

1 学内教育で活用する
情報収集・プレゼンツールとして使う

iPhone・iPadは，教育する側が活用するだけでなく，あえて受講者に活用させることで講義を充実させることができます．ここでは講義・講演を中心にiPhone・iPadの活用法を紹介します．

1 講義の全体像をデザインする

Situation	● 講義のなかで何をどこまで伝えるか整理したい
解決法	● 「MindNode」を使って思考を整理する

MindNode6（無料）

シラバスを作成する時期になり講義全体をデザインするときには，学生に与えるべき情報を過不足無くあげる必要があります．しかし，教員であれば往々にして，教えたい内容が教えるべき内容に勝ることが多いのではないでしょうか．

そんなときは**マインドマップ**を利用した思考の整理がお勧めです．まずは「MindNode」を用いて教えたい内容をマップに表現しましょう（**図1**）．コア・カリキュラムや国家試験出題基準と照らし合わせ，教えるべき内容にマッチさせていくことで，よりよい**授業計画**が作成できます．

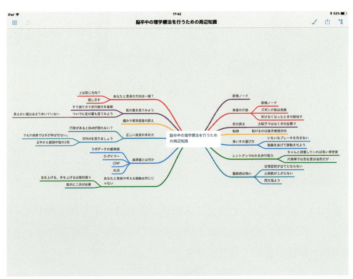

図1 「MindNode」を利用した講義デザイン

マインドマップを作成する

❶「MindNode」を開いたら初期画面の指示に従い，親ノードを作成する
❷「＋」をタップして新しいノードを作成する
❸操作を繰り返してノードを増やす
❹分岐したい場所の「＋」をタップして枝分かれさせる
❺，❻親ノードからの分岐を増やし，マップを広げていく

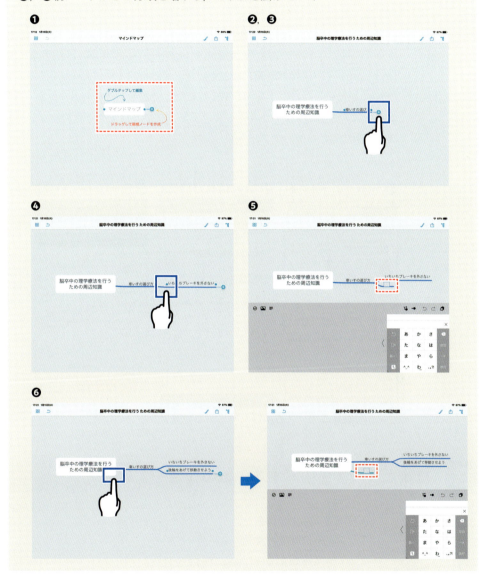

2 情報収集する

Situation	・講義冒頭に提供する小ネタが欲しい
解決法	・医療系ニュースアプリで通勤中に情報収集する

m3.com（無料）　医学界新聞（無料）　The Lancet（無料）

　講義をしていくうえで，「その日の講義の冒頭には学生の興味を引くような小ネタがあると効果的」とよく言われるものです．

　自身の専門分野と合致した科目であればともかく，人員構成上やむをえず担当することになった科目では小ネタに窮する場面も多いでしょう．ですが，医療系ニュースアプリである「m3.com」や「医学界新聞」などを使うと通勤時間で効果的な情報収集が可能です．また，「The Lancet」など医学系ジャーナルを閲覧できるアプリもあります（図2）．このようなニュース・医学系ジャーナルなどのニュースアプリはそれぞれ得意なジャンルがあるので，自身の担当科目に強いアプリを探してみましょう．

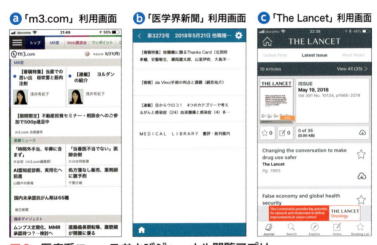

図2　医療系ニュースおよびジャーナル閲覧アプリ

3 複雑なポーズを描写する，絵の練習をする

Situation	・複雑なポーズを描きたい ・さっと人の絵を描きながら説明したい
解決法	・デッサンモデルアプリを使って示す ・デッサンモデルアプリで作成した絵を模倣して練習する

マジックポーザー－アーティストのためのポージングツール（無料）

　教育現場にいると，わかりやすく伝えるために複雑なポーズを図示したり，場合によっては学生からの質問に応えるためにその場でさっと絵を描く必要もでてきます．

　絵の上手，下手はともかく，うまく説明をするためにはポイントを押さえた絵を描く必要があります．これを勉強しようにも，多くの解剖学書にでてくるのは解剖学的肢位など特定

のポーズばかりです．動作場面などさまざまなポーズを図示したり，その場で描けるようになるためには多くのポーズを参考にできる**デッサンモデル・ポーズアプリ**を使うのが便利です（図3）．

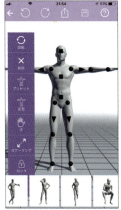

図3 「マジックポーザー」利用画面

「マジックポーザー」を使う

❶ 動かしたい関節をタッチする
❷ 動かしたい方向にドラッグして関節を動かす

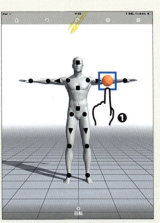
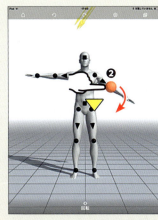

❸ 何もない空間をドラッグしてフィギアを回転させる
❹ ピンチアウト・ピンチインで拡大・縮小をする

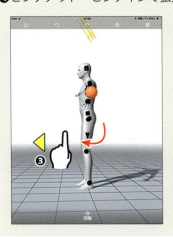
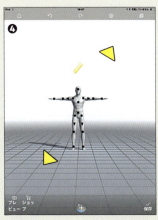

第6章 教育で使う

4 プレゼンテーションに使う

Situation	・講義，講演の際の荷物をなるべく減らしたい ・PC/Macのバッテリがなくなりそう
解決法	・iPhone・iPadでプレゼンする

　昨今の講義ではスライドショーを用いることが多くなり，大学の講義＝スライドショーといっても過言でないくらい一般的になってきました．オーバーヘッドプロジェクタがまだかろうじて現存していた筆者の学生時代と比べると隔世の感があります．
　これらを可能にしたのはPower Pointや**「Keynote」**といった優れた**プレゼンツール**です．先に説明した通り，iPhone・iPadを用いることで，簡単にプレゼンを行うことができます．
　iPhone・iPadは**アダプター**を利用して**プロジェクタ**に直接接続することができます．重たいPCを持ち運ぶ必要もなく，いつも持ち歩いているiPhoneと**アダプター**さえあれば発表が可能です（図4）．**アダプター**はRGBやHDMIなど各種接続端子に対応可能なものが発売されているので必要に応じて使い分けてください．

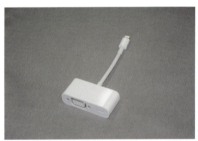

図4　Lightning端子を介してiPhoneをRGBケーブルにつなぐためのアダプター
純正品でも6,000円程度で購入可能

iPhoneでプレゼンする

❶アダプターとRGBケーブルを介してiPhoneとプロジェクターをつなぐ
❷iPhoneの画面をプロジェクターから投影する

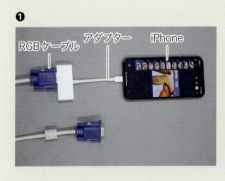
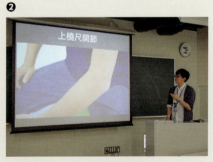

5 スライドにその場で書き足す

Situation	● 発表中に情報を追加したい ● 発表会場のスライド視聴環境がわからない
解決法	● PDFでプレゼンする（iPad Proおよび第6世代iPadを推奨） ※「MetaMoji Note Lite」を使用する

MetaMoJi Note Lite
（無料）

　プレゼンアプリを使わなくても**プレゼン**は可能です．**PDF**ファイルをフルスクリーン表示することで紙芝居程度ではありますが，簡単にプレゼンでき，そのうえ「MetaMoji Note Lite」を使えば自由にスライドへの書き込みができます（図5）．また，ピンチアウト・ピンチインのおなじみの操作で拡大・縮小することができるので，せっかく用意したスライドの文字や図表が想定外に小さく見えてしまう状況にも対応可能です．

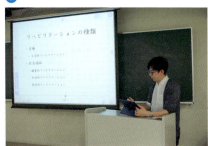
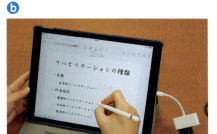

図5　iPadと「MetaMoji Note Lite」を利用してその場でスライドに追加記載する

6 動画を用いる

A) インターネット上の動画を利用する

Situation	● 理解を促すための資料を動画で提供したい
解決法	● インターネットに普及している動画を利用する
注意点	● 著作権に注意

Safari
（無料）

　セラピストであれば，講義や講演の際に動画を提示する機会も多いと思います．
　筆者自身は理学療法の養成校で運動学の講義を担当していますが，動画を使用して説明したい項目がたくさんあります．
　昨今ではさまざまな症例の動画に加え，セラピストの理解を促すための解剖学や生理学，運動学の**解説動画**などがインターネット上に多数存在します．検索には**Google**の**動画検索**が便利です．
　しかし，教員には当たり前の単語であっても，初学者にとっては**検索キーワード**を選ぶこと自体が困難な場合が多いようです．学生対象・新人対象，いずれの場合であっても，教育

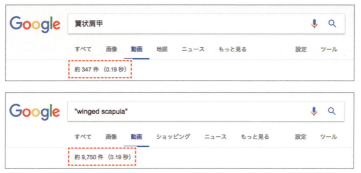

図6 翼状肩甲/winged scapulaで検索した際のヒット数の違い

にあたる際には**検索キーワード**を提示するところまで行うのがよいでしょう．ただし，検索する際には日本語よりも英語の方が圧倒的に多くヒットします（図6）．

なお，**動画共有サイト**で一般公開されている内容であってもダウンロードして使用することは著作権法に抵触することが多いため利用には十分注意してください．

B）自作の動画を提供する

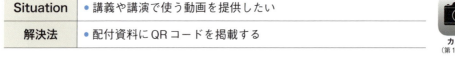

Situation	●講義や講演で使う動画を提供したい
解決法	●配付資料にQRコードを掲載する

講義や講演にあたり，動画資料を提供するには**QRコード**を利用すると簡単です．iPhoneではiOS11以降，「**カメラ**」の標準機能に**QRコード読みとり機能**が加わっているので，読みとりにも心配は不要です．

まずは提供したい動画を**サーバー**や**クラウドサービス**，あるいは**YouTube**などの**動画共有サイト**にアップロードします．アップロードした動画のURLから**QRコード**を作成し，これを資料に掲載します（図7）．

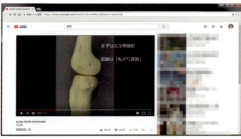 

ⓐ 筆者が作成したYouTube教材　　ⓑ URLから作成したQRコード

図7 アップロードをした動画をQRコードを用いて提供する
QRコードは，インターネット上で「QRコード　作成」で検索すると容易に作成してくれるサイトを見つけることができる

7 その場でアンケートをとる

Situation	・講義中に学生・受講者の意見を積極的に聞き入れたい
解決法	・Google Forms を利用する
注意点	・インターネット共有が必要

カメラ（第1章-2）　Safari（無料）

　講義・講演を一度でもしたことがあれば，自分からの問いかけに対するリアクションの薄さに心が折れそうになったことがあるかと思います．今も昔も変わらず，学生をはじめとする受講者達は「挙手する」，「指名される」といった注目を浴びる行動を嫌う傾向にあるようです．稀にとても積極的に質問・発言する参加者もいますが，1人の意見ばかりを拾い上げるのは避けたいものです．これを解消して，広く受講者の積極性を引き出すためには，教室・会場の雰囲気づくりや質問の投げ方，発言後のフォローのしかたなど，話し手のレベルアップが必要になります．

　しかし，Google Forms を使えば誰でも簡単に受講者の積極性を引き出すことができます．Google Forms は Google アカウントさえあれば，誰でも無料で利用できるサービスです．サービスの案内に従えば，簡単にアンケートの作成が可能で，**メールやインターネットアドレス**の形式で対象に配布することができます．**インターネットアドレス**から **QR コード**を作成し，それを講義資料に掲載しておけば，簡単に学生の意見を聴取できるでしょう（図8）．回答者数をリアルタイムで把握でき（＝全員答えたかどうかがすぐわかる），学生側からすれば授業中に正々堂々とスマホを利用できる開放感・物珍しさも手伝って，受講者全員からの回答を得られることが多いです（図9）．

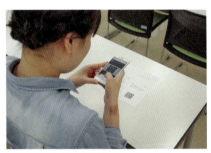

図8　配布資料掲載の QR コードからアンケートにアクセスする

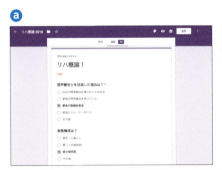
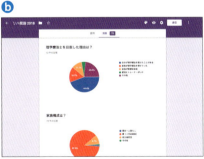

図9　アンケート結果はリアルタイムで確認できる

Google Forms を利用して講義資料を作成する

❶ あらかじめ用意した Google Forms のアドレスから QR コードを作成する

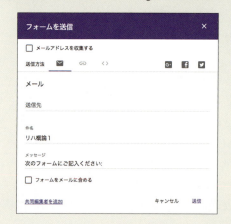
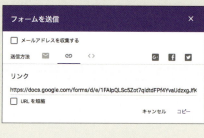

❷ 作成した QR コードを配付資料に掲載する

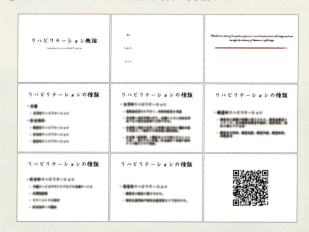

※ 内容の確認にはインターネットアクセスが必要なので教室・会場内の Wi-Fi 環境には注意が必要となる．ただし，iPhone のインターネット共有を用いれば，会場内に Wi-Fi が設営されていない場合や Wi-Fi ルーターを所有していない場合でも簡単にインターネットアクセスが確保できる

8　時間を測り，知らせる

Situation	● 講義中，学生にプレゼンをさせる際に時間を計りたい
解決法	●「プレゼンタイマー」を利用する

プレゼン
タイマー
（無料）

　講義中は自分だけでなく，学生に**プレゼン**をさせることも多々あります．調べてきたものをまとめきれずに発表すれば，予定の時間を超過し，結果として授業進行が滞ってしまいます．**タイムキーパー**を設定するにしても，せっかくの**発表**や**ディスカッション**の時間に，1人で時間だけを気にしているのは非常にもったいないです．

そんなとき「**プレゼンタイマー**」は，設定した時間ごとにベルを鳴らす回数まで指定でき，いわゆる学会場でのベルと同じ感覚で使用できます（図10）．学生の**プレゼン**時に使用して，しっかり時間を意識した発表をしてもらいましょう．

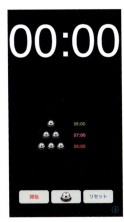

図10 プレゼンタイマーを使用してベルを鳴らす
時間は自由に設定できる

第6章 教育で使う

2 臨床教育で活用する
学習の過程を記録する

iPhone・iPadの画像・動画を撮影する能力はとても優れています．学生や受講者，患者など，誰もが持っているiPhoneはさまざまな場面で記録に役立ちます．

1 比較する

Situation	● 身体の使い方が上手でない学生へ実技指導したい
解決法	● 「カメラ」のビデオと「Keynote」を使う

カメラ
(第1章-2)

Keynote
(第1章-8)

　指導者・学習者の記録を比べることで両者の違いを明確にすることができます．「Keynote」を使用すれば，画像を重ねることも可能なので，より明確に両者の違いを確認することができるでしょう．加えて学習者は練習とともに記録を継続し，記録内容のすり合わせを行うことで自身のボディーイメージをより適切な方向へ修正することができます．

学習者の動きを指導者と比較する
❶動画を撮影する構図を決定する
❷指導者が実技の手本を見せている場面を動画で記録する
❸学習者自身が実技を練習している場面を動画で記録する
※環境が許すのであれば三脚などを用い，なるべく同じ構図で記録する
❹「Keynote」を使用して両者の写真を重ねる

❶
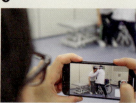

❷iPhoneで撮影した講師見本
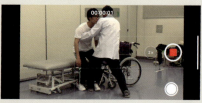

❸iPhoneで撮影した学習者の様子
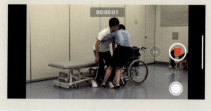

❹
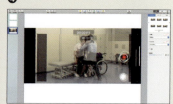

156　リハの現場でこんなに役立つiPhone活用術

2 指導場面を記録する

Situation	・指導した内容を忘れないでほしい
解決法	・「カメラ」を用いて指導を行っている最中，行った直後の姿を動画で記録する ※「Clips」を用いればその場でコメントも追加できる

カメラ（第1章-2）　Clips（第1章-6）

　セラピストであれば，丁寧に患者に**自主トレ内容**を指導したにもかかわらず，次回のチェックで驚くほど違う内容のエクササイズを見せられてしまい，自身の指導力不足を嘆いたことが少なからずあるのではないでしょうか．

　これに対し，セラピストは古典的には**自主トレ内容**を記載した用紙の配布などを行ってきました．しかし，患者自身のiPhoneで教育場面を撮影すると，指導内容や注意点など，しっかりと記録に残すことができます．**第1章-6**で説明した「Clips」を使用し，患者自身が間違いやすい箇所などを指摘できるとより効果的です．

　ただし，利用にあたっては病院内の規定に違反することの無いよう気をつけてください．

運動指導中の動画を記録する
❶運動指導の前に患者のiPhoneを借りる
❷患者のiPhoneで運動指導中の動画を記録する

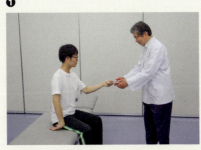

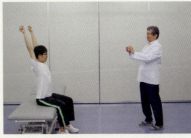

❸「Clips」を用いれば撮影中のコメントを動画に反映できる

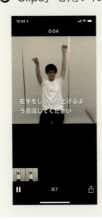

第6章　教育で使う

第6章 教育で使う

3 卒業論文の指導で活用する
文章を書く

iPhone・iPadは長文を書くのには向かないと思われがちです．しかし，どれだけの長い文章であっても単文・段落から構成されていることを踏まえると，iPhone・iPadを活用できると便利になる場面は広がります．

1 文章を細切れに入力する

Situation	・資料や原稿を作成したいけど，まとまった時間がなかなかとれない
解決法	・iPhone・iPadの「メモ」を使って細切れ入力する ・webメールの下書き機能を使って細切れ入力する

メモ（第1章-5）

●「メモ」を使って入力する

　セラピストは長文を書く機会が多いです．学生時代には誰しも**授業課題**や**実習レポート**，**卒業研究**で苦しんだ覚えがあると思います．免許を取得してからも**学会発表**，**論文投稿**など，「文章を書く」ことから逃れることはできません．最近ではこのような長文の執筆も空き時間や移動時間を利用して細切れに行うことが増えてきました（もちろん個人情報保護法や守秘義務に触れるような内容の取り扱いにはくれぐれも注意が必要です）．

　Macを利用しているのであれば，利用中のMacとiPhone，それぞれから同じApple IDでiCloudにサインインし，iCloudで「メモ」の同期設定をonにしておくことで，iPhoneで入力した「メモ」の内容をMacの「メモ」からいとも簡単に開くことができます（**図1**）．これを「Pages」や**Word**などの**ワープロソフト**にコピー&ペーストすることで，長文の執筆を少しずつでも消化していくわけです．

　しかし，市場シェアを考慮するとiPhoneユーザーだけど自宅ではWindowsという方も多いかと思います．そのような場合，WindowsではApple純正の「メモ」は存在しないため，その有用性は半減すると感じている人も多いかと思います．しかし，メモ機能はWebブラウ

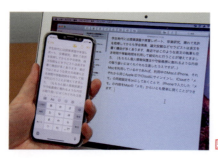

図1 iPhoneとMacで互いの「メモ」を同期する

ザ上でも使用できるため，WindowsのみならずLinuxやChromeなどほかのOSでも簡単に使用可能です．iCloud.comから自分のApple IDでサインインすれば，「メモ」だけでなく「メール」や「iCloud Drive」など，ほかのApple純正アプリとデータを共有することが可能です．

WindowsのPCと「メモ」を同期する

❶ WebブラウザでiCloud.comに自分のApple IDを使いサインインする
❷ 種々のアプリとデータが共有される
※ここでは「メモ」をクリックする

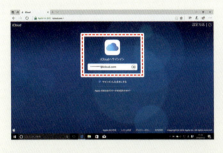
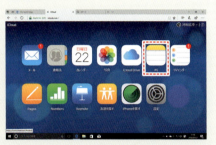

❸「メモ」をWindows上でiOS上と同様に使う

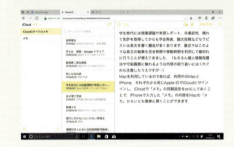

2 添削する

Situation	・添削の手間を減らしたい
解決法	・「MetaMoji Note Lite」使用して手書きで添削する

MetaMoJi Note Lite（無料）

　これまで学生や後輩から提出された**レポート・原稿の添削**はWordでコメントをつけるのが一般的だったかと思います．

　Wordの**コメント機能**は閲覧環境に左右されることに加え，訂正するべき理由を伝えたい場合や段落構成を入れ替えるよう指示する場合などでは，両者の意図が伝わらないことが多々あります（図2）．

　そんなときはPDFで提出してもらい，iPad上で直接添削するのがお勧めです．使い勝手に多少違いがありますが，「MetaMoji Note Lite」からPDFを開くと可能になります．指で

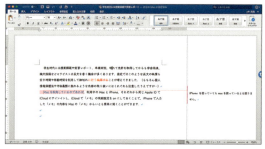

図2　Wordでの添削画面

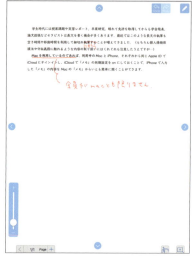

図3　Apple Pencilを使ってPDFを直接添削

の文字入力も可能ですが，スタイラスペンがあるとより簡便に入力が可能です（図3）．Apple Pencil（第2世代）対応のiPad Proだけでなく，最新版（2019年5月現在）のiPad，iPad Air，iPad miniはいずれもApple Pencil（第1世代）対応となっているので，これらを用いることでさらに簡単に作業を行えます．

第6章 教育で使う

4 iPadを使った歩行分析システム

ここまでは無料あるいは安価なアプリを使用した教育におけるiPhone・iPadの使い方について説明してきました．最後にiPadの可能性を示すものとして，高額ですが（それでもこれまでのシステムに比べれば安価），学会発表にも使用できる精度の高い歩行分析システムを1つ紹介しておきます．

簡易歩行分析システム（GJS）

Situation	● 筋電図を簡単にどこでもとりたい ● 歩行中の筋活動・関節角度・筋力・装具にかかる応力を，簡易に評価したい
解決法	● 簡易歩行分析システム（Gait Judge System：GJS）を使用する
注意点	● Wi-Fi環境が必要 ● レンタルの可否についての詳細はWebサイトを参照（https://www.p-supply.co.jp）

　　GJS（図1）は軽量コンパクトなため，場所を選ばず動作中の**筋活動**をiPadを使用して簡易に計測できます．計測アタッチメントからのデータは，Wi-Fi経由でiPadに送られます．

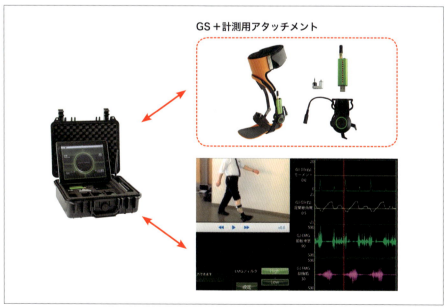

図1　GJS（Gait Judge System）
写真提供：KAWAMURAグループ

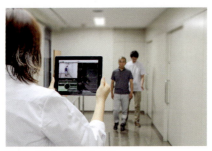

図2 動作を撮影する
写真提供：KAWAMURAグループ

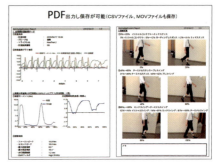

図3 足関節角度やモーメントを測定する
写真提供：KAWAMURAグループ

　筋電は最大6チャンネル計測が可能です．同時に動作を撮影することもできるので，運動と筋の作用との関係を理解するのにも有効です（図2）．

　計測データを見て，問題となる動きや改善効果をその場でフィードバックできるので，教育現場のみならず臨床においても迅速に評価できます．

　また，下肢装具でよく使用される油圧式の**足関節制御足継手（ゲイトソリューション）**と組合わせて，**足関節角度**や**モーメント**を測定できます（図3）．

　そのほか，例えば以下のような広い活用が可能です．
①計測したデータはiPad上で分析することができ，**クラウド機能**の活用でパソコンからも計測データを閲覧できる
②クラウド機能からクラウドサーバに保存したデータはパソコンで閲覧できるため，チームのメンバーとデータの共有ができる

　注意点としては，アプリはApp Store経由ではなく，業者からの専用端末によるレンタルになります．もちろん，ほかの一般的なアプリも通常通りに使えます．レンタルの可否についての詳細はパシフィックサプライ株式会社ホームページをご参照ください．．

■ GJSの価格ほか
- 開発：川村義肢株式会社
- GJS　972,000円（税込）
- GJ専用タブレット端末のレンタル（契約が必要）　月額9,612円（税込）
- 研究用筋電計1個　216,000円（税込）
- 筋電センサー用シール（5枚/シート 100シート入り）　31,320円（税込）　2019年5月現在

第7章

学習で使う

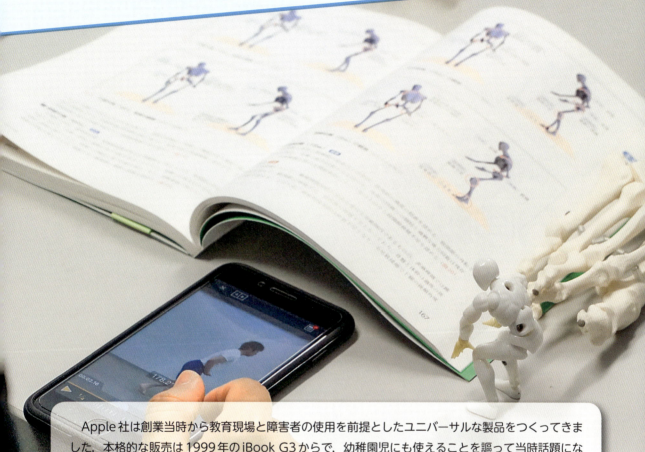

　Apple社は創業当時から教育現場と障害者の使用を前提としたユニバーサルな製品をつくってきました．本格的な販売は1999年のiBook G3からで，幼稚園児にも使えることを謳って当時話題になりましたが，iPhone・iPadのアプリにも昔からの使い勝手のよさが受け継がれています．Javaなどのスクリプト（コンピュータ言語）による処理以外はほぼすべてiPhone・iPadで実行することができます．スマートフォンの大画面化，CPUの進化は著しく，タブレットPCとの境界がぼやけてきていますが，起動と操作の手軽さはPCには真似できません．この長所を上手く活かして効率的に学習する術を身につけましょう．本章では「日常学習で使う」「動作分析の練習で使う」「卒業論文執筆で使う」場面を想定し，便利なアプリを紹介し，操作方法を解説します．また，iPhone・iPadに内蔵されているカメラやGPSなどのセンサの精度は高く，1世代前の専用ハードウェアを凌駕しているものもありますので，これを利用しないのは勿体ないことです．Apple Watchと連動させ，これをセンサとした使用や，コントローラとして使用するアプリも販売されていますが，少し複雑になるので，本書では割愛します．原則的に無料のアプリを中心に紹介しますが，アプリ内で追加のサービスに課金があるもの，ユーザー登録が必要なもの，広告が表示されるものも含まれています．

第7章 学習で使う

1 日常学習で使う
電子書籍を活用する

iPhone・iPadは「小型パソコン」です．工夫とアプリしだいでPCで行っている作業の多くが可能になります．逆にPCで作業する際，iPhone・iPadをサブパソコンとして使う方が，PCのマルチタスク，マルチモニタより使い勝手がよいこともあります．本章では，学習のツールとして便利なアプリを紹介します．

1 電子辞書として使う

Situation	● 教科書の知らない用語を調べたいとき
解決法	● iOS版の医学辞書を使う ● 無料の医学辞書アプリ「フルル大辞典」を使う

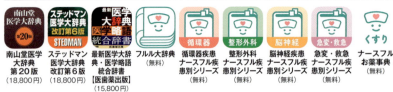

電子辞書で医学辞書も入っているものは3〜7万円と高価であることに加え，カバンのなかの電子ガジェットが増えてしまいます．代表的な**医学辞書**もiOS版が販売されているで，iPhone・iPadを電子辞書として使うことが可能です（表）．

しかし，いずれもアプリとしては高価で，購入者の評価も多岐にわたります．**電子辞書**にも複数の辞書やアプリが搭載されているので，コストパフォーマンスの面では**電子辞書**に一日の長があります．実際には，iPhone・iPadと電子辞書を併用している学生が多いようです．購入する前に自分で試用，比較することをお勧めします．

表　主なiOS対応医学辞書

名称	見出し語	価格
南山堂医学大辞典 第20版（南山堂）	約40,000語	¥18,800
ステッドマン医学大辞典　改訂第6版（メジカルビュー社）	約56,000語	¥18,800
最新医学大辞典・医学略語統合辞書（医歯薬出版）	約52,000語	¥15,800

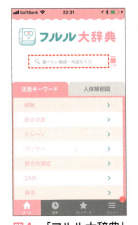

図1　「フルル大辞典」
調べたい用語を入力すると説明が表示される

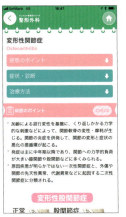

図2　「整形外科ナースフル疾患別シリーズ」
調べたい用語を入力するとさらに詳しい説明が表示される

　また，「フルル大辞典」は医学，看護の**略語**，**カルテ用語**，**薬**，**疾患**に関する4万語以上を掲載した辞典です（図1）．高価な辞書アプリを購入する前に，試用してみてください．連動する専門分野（循環器，整形外科，脳神経疾患，急変・救急ほか全9分野）のアプリ「ナースフル疾患別シリーズ」も，会員登録すると無料で利用できます（図2）．

2　機能解剖・運動学

Situation	● 機能解剖，関節の運動学を自習したいとき
解決法	● 「teamLabBody-3D Motion Human Anatomy-」を使う

teamLab Body-3D Motion Human Anatomy- (3,600円)

teamLab Body-Internal Organs- (1,600円)

　「**teamLabBody-3D Motion Human Anatomy-**」は3D人体解剖アプリで，全身の骨，関節，靱帯，血管，神経を網羅しています．大阪大学医学部整形外科の菅本一臣教授監修の下，手術の説明にも使えるよう，簡単な操作性と見易さを追求しています．また，ボーンモーションモードで3Dモデルが動く点は，テキストより理解しやすさで優れています．

　また，姉妹編の「**teamLabBody-Internal Organ-**」は胸腹部の器官に特化した3D人体解剖アプリです．

3 画像診断

Situation	・画像解剖の基礎を自習したいとき
解決法	・「CT・MRI解体新書」を使う

CT・MRI
解体新書
(1,900円)

　「CT・MRI解体新書」は画像解剖の基礎を学ぶためのアプリです．全身のCT・MRI画像（合計626画像）を収録し（図3），解剖モードでは番号で示しており，解剖名はポップアップで照合することができます．さらに2つのクイズモードでは，解剖名から部位を指示，部位から解剖名を指示し，学習ができます．また，参照画像として，3DCT，MRA，四肢の単純X線（合計37画像）を収録しています．

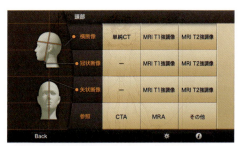

図3 「CT・MRI解体新書」利用画面

4 生理学

Situation	・生理学の基礎を自習したいとき
解決法	・「YouTube」の「WEB玉塾　解剖生理学」を使う
注意点	・Wi-fi環境が必要

YouTube
(無料)

　専用アプリではありませんが，「YouTube」の「WEB玉塾　解剖生理学」は再生回数1,200万の人気動画です．従来，**看護師国家試験**対策用に作成されているので，基礎知識として十分な内容です．1本の動画が4分で作成されているので，これをくり返し視聴することが有効な学習となります．動画は42話あり，すべてを一度に視聴すると約3時間に及ぶので，隙間時間にコツコツくり返し学習するのに適しています．視聴にかかる通信費用が気になる人は，同じ内容の書籍「**のほほん解剖生理学（永岡書店）**」の「Kindle」版を入手することもできます．

5 臨床神経学

Situation	● 臨床神経学の基礎を自習したいとき
解決法	● 電子書籍「シーン別 神経診察 こんなときに診る・使う 第2版」を使う

「シーン別 神経診察 こんなときに診る・使う 第2版（日本医事新報社）」は神経疾患の診察に必要な理学検査，症候について解説したテキストです．検査手技をカラーイラストで理解しやすく示しています．診察室でのシーン別に神経徴候をキーワード化し，その神経徴候をきたす疾患を頻度と緊急度に応じてリスト化しています．また新章「脳梗塞簡単整理」を設け，脳梗塞の病型診断を詳説しています．App Store アプリではなく，専用の無料ビューワアプリである「M2Plus Launcher」で閲覧可能です．

6 薬理学

Situation	● 薬物療法の基礎を調べたいとき
解決法	● 「今日の治療薬アプリ」を使う

臨床実習の際には処方薬の効能や副作用を調べる必要に迫られますが，「**今日の治療薬アプリ（南江堂）**」を使って同名の書籍の内容を iPhone・iPad で持ち運ぶことができます．さらに薬剤や疾患に関する基礎知識や最近の動向を掲載しており，理学療法士に必要な薬剤の知識が網羅されています（図4）．各年度版が出版されており，アプリの内容の更新も翌年の3月までとなっている点に注意が必要です．専用の無料ビューワアプリである「isho.jp」で閲覧可能です．**1** で紹介した「**ナースフルお薬辞典**」も基礎的な事項を解説しています（図5）．

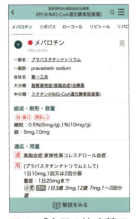

図4 「今日の治療薬アプリ」
薬剤名を入力すると説明が表示される（写真提供：南江堂）

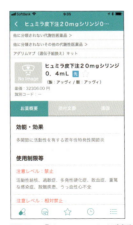

図5 「ナースフルお薬辞典」
薬剤名を入力すると説明が表示される

7 超音波検査

Situation	・運動器の超音波検査の基礎を自習したいとき
解決法	・電子書籍「これから始める運動器・関節エコー」を使う

「これから始める運動器・関節エコー（メジカルビュー社）」は運動器の超音波検査の基礎を学ぶためのテキストです．手元画像，3DCT，エコー画像を並べて参照し，簡潔に解説しています．運動器組織，肩，肘，膝の各部位別解説と，先天性股関節脱臼，関節リウマチに対する撮り方，診断法を掲載しています．臨床で役立つ画像を抽出するコツを示しています．App Storeアプリではなく，専用の無料ビューワアプリである「M2Plus Launcher」で閲覧可能です．

8 心電図

Situation	・心電図の基礎を自習したいとき
解決法	・「ECG‐心電図症例集」を使う

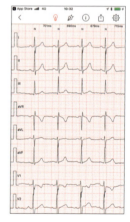

「ECG‐心電図症例集」は12誘導心電図を学ぶためのアプリです．100例以上の正常波形と心電図の基礎の解説により，基礎知識を網羅しています（図6）．さらに異常波形のサンプルと症例の解説から臨床像も理解しやすい構成となっています．

図6 「ECG‐心電図症例集」
指定したサンプル波形が表示される

9 臨床検査

Situation	・検査データの意味を知りたいとき
解決法	・電子書籍「ナースのための検査値ガイド すぐにわかる！検査とケアのポイント」を使う

「ナースのための検査値ガイド すぐにわかる！検査とケアのポイント（総合医学社）」は，看護師向けの検査ガイドです．検査項目ごとに，基準値，高値・低値を示す疾患，知ってお

くべき基礎知識をまとめています．臨床実習で，カルテの検査データを閲覧する際，役立ちます．App Store アプリではなく，専用の無料ビューワアプリである「**M2Plus Launcher**」で閲覧可能です．

10 国家試験対策

A）試験問題を解く

Situation	・過去の国家試験問題を解く練習をしたいとき
解決法	・「理学療法士国家試験 medixtouch」を使う ・「Kindle」版問題集「理学療法士・作業療法士国家試験予想問題（久美出版）」を使う

理学療法士
国家試験
medixtouch
（無料）

「**理学療法士国家試験 medixtouch**」は2017年（第52回）〜2007年（第42回）の10年分の理学療法士国家試験の過去問をもとに作成された問題集アプリです（**図7**）．「キーワード検索」や分野の指定で苦手分野を集中的に学習することもできます．また，「ブックマーク機能」やメモ機能で記録も残せますので，進捗状況も管理できます．

「**Kindle**」版問題集「**理学療法士・作業療法士国家試験予想問題（久美出版）**」は，久美出版編集部（2017年より電気書院）より第43回から第51回までの年度ごとの理学療法士・作業療法士国家試験共通問題が赤ペンのポイント解説つきで発行されており，価格は300円（税別）です．第49回から第51回までの3年間は理学療法士国家試験専門問題集も発行されています．

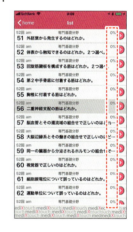

図7　「理学療法士国家試験 medixtouch」
自分の正解率の記録が表示される

B）単語帳で勉強する

Situation	・iPhone・iPadで使える単語帳を利用したいとき
解決法	・「単語帳アプリ単語帳メーカー」を使う

単語帳
アプリ 単語
帳メーカー
（無料）

国家試験対策に限らず，学生は実に多くの事柄を覚えなければなりません．効率よく記憶するには，くり返し「書いて，音読する」作業が必要です．「**単語帳アプリ 単語帳メーカー**」は，カード形式で暗記事項を整理することができます．紙のカードとの違いは，自動再生，ランダム再生，自動読み上げ機能を使えることです（**図8**）．分野ごとにカードをまとめてデッキと呼ばれる単語帳を作成することができます．

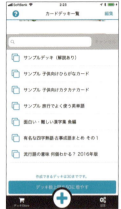

図8 「単語帳アプリ 単語帳メーカー」
デッキを作成してカードの裏表を記入する

■ 参考文献

1)「のほほん解剖生理学」(大和田潔/監，玉先生/著)，永岡書店，2016
2)「シーン別 神経診察（第2版） こんなときに診る・使う」(塩尻俊明/著)，日本医事新報社，2016
3)「今日の治療薬アプリ2019 解説と便覧」(浦部晶夫/編)，南江堂，2019
4)「これから始める運動器・関節エコー」(石崎一穂/編)，メジカルビュー社，2015
5)「ナースのための検査値ガイド すぐにわかる！検査とケアのポイント」(中原一彦/監)，総合医学社，2012
6)「理学療法士・作業療法士国家試験 共通問題 ※電子版限定 ポイント解説付き」(久美出版編集部/編)，電気書院，2016
7)「理学療法士国家試験 専門問題 ※電子版限定 ポイント解説付き」(久美出版編集部/編)，電気書院，2016

■ 電子書籍ビューワ

Kindle
（無料）

M2Plus
Launcher
（無料）

isho.jp
（無料）

第7章 学習で使う

2 動作分析の練習で使う
センサを活用する

動作分析の第一歩は観察です．初心者が要領よく観察するには，くり返し練習が必要です．iPhone・iPadアプリのなかには，目視より正確な計測を可能とするアプリや，従来，専用の機器が必要であった計測をiPhone・iPad内のセンサを使って簡易に行うアプリがあります．

1 歩行中の関節角度を計測する

Situation	・特定の時点での関節角度を知りたいとき
解決法	・「Dartfish Express-スポーツ映像分析」を使う

Dartfish Express-スポーツ映像分析
(840円)

脳卒中でしばしばみられる例として，荷重応答期にextension thrust（急激な膝過伸展）が起こっているか，確認したい場合，動画分析アプリである「**Dartfish Express-スポーツ映像分析**」を使って確認できます．さらにその時点の足関節の角度や，体幹の傾きから原因を分析することも可能です．

extension thrustを確認する方法
❶「Dartfish Express-スポーツ映像分析」を起動し，歩行を録画する
❷スロー再生，シークバーで録画した動画中の初期接地時を探す
❸数コマ進め，過伸展しているか確認する

❷ 速度を変えスロー再生 ／ シークバーで計測したい時点を探す
❸ 荷重応答期の膝関節角度に注目

（次ページへ続く）

❹角度ツールで最大伸展時の膝関節角度を表示する
※角度ツールは同時に複数表示が可能なので，この時点での足関節の背屈角度や，体幹の前傾角度も表示できる

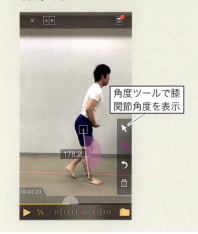

2 複数の動作を比較する

Situation	● 治療前後の動作を比較したいとき
解決法	●「Dartfish Express-スポーツ映像分析」を使う

Dartfish Express-スポーツ映像分析（840円）

　動作のパフォーマンスを判定する際，**速度**や**タイミング**に注目しますが，これが治療や経過によって変化しているのか，動画を再生すると比較が容易になります．今回は立ち上がり動作を例に治療前後のパフォーマンスを比較します．

2つの動作を比較する方法
❶治療に先立って「Dartfish Express-スポーツ映像分析」を起動し，立ち上がり動作を録画，保存する
❷治療（期間）後，同様に立ち上がり動作を録画，保存する．
※この際の注意点として，iPhone・iPadと被写体の距離，椅子の高さを❶と同じにする
❸2つの映像（スプリットモード）を再生する．シークバーで動作開始時点を揃える
❹再生速度コントロールボタンで1/2，あるいは1/4でスロー再生し，速度やタイミングを比較する
※例として，足部を後方に引くのが速くなった，体幹の前傾が速くなった，離殿以降の体幹伸展が速くなったなど，動作のなかのどの部分が変化したのかがわかりやすくなる

（次ページへ続く）

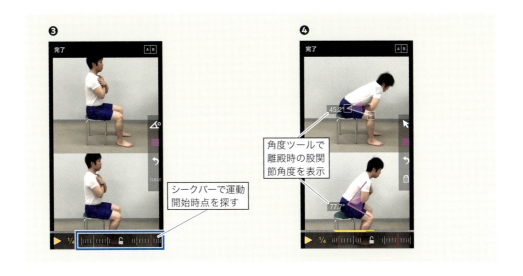

3 分析しやすい映像を撮る

Situation	・撮影条件が悪く，映像が分析しにくいとき
解決法	・各種の撮影グッズや三脚を使う

　一眼レフカメラ用の**三脚**を使うと本格的過ぎてiPhone本来の簡便さが削がれてしまいます．コンパクトで使い勝手のよいiPhone用の**雲台**や**三脚**が市販されています（**図1**）．

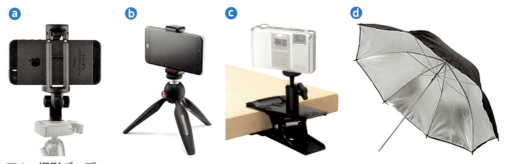

図1　撮影グッズ
a) スリック スマホホルダー：iPhoneを雲台に固定するクリップ
　（写真は株式会社ケンコー・トキナーHPから転載）
b) マンフロット ミニ三脚 PIXI Smart（PIXI＋スマートフォンアダプターキット） MKPIXICLAMP-BK
　：iPhoneを机のうえで使用する際に便利※キットにスマートフォンは含まれません
　（写真は株式会社ヴァイテックイメージングより提供）
c) ハクバ カメラクリップ：市販のスマートフォンアダプターとの併用で平行棒や車椅子にもiPhoneを固定できる
　※単体ではiPhoneに使用できません（写真は株式会社ハクバ写真産業HPから転載）
d) エツミ アンブレラ：レフ板．古い傘の裏側にアルミホイルを貼っても可能
　（写真は株式会社エツミHPから転載）

4 時間距離因子を計測する

Situation	● 歩行中の時間距離因子を計測したいとき
解決法	●「Walker‒歩数計 Lite」を使う

Walker‒
歩数計 Lite
（無料）

Metronome:
Tempo Lite
メトロノーム
（無料）

「Walker‒歩数計 Lite」は**万歩計**アプリです．**歩数**と**歩行時間**が記録されます（図2）ので，あらかじめ10 m，50 mなどの距離が明らかな歩行路で計測すると，**歩行率**と**歩行速度**も簡単に計算できます．アプリでも歩行距離が表示されますが，あくまでも推定計算値です．同時に消費カロリーの計算値も表示されますので，これをフィットネストレーニングに利用することもできます．

また，トレッドミル上でなくても「Metronome: Tempo Lite メトロノーム」などのメトロノームアプリを活用することができます（図3）．Apple Watchには**心拍計**アプリが内蔵されているので，同時に**心拍数**のモニタ（図4），**心拍数**を目標値としたトレーニングも可能です．このアプリはマルチタスク対応ですので，被験者と並んで歩行しながら，iPhoneのカメラで撮影することもできます．

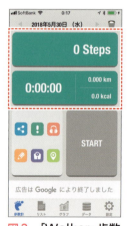

図2　「Walker‒歩数計 Lite」
時間と歩数から距離，消費カロリーを計算する

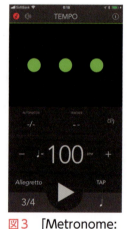

図3　「Metronome: Tempo Lite メトロノーム」
テンポを調節，音と色で表示する

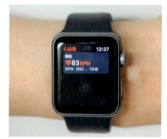

図4　Apple Watchの心拍数モニタ
1分ごとに心拍数を計測，iPhoneに自動保存する

5 立ち上がり動作中の体幹の傾き，捻れを計測する

Situation	● 立ち上がり動作中の体幹の傾き，捻れを知りたいとき
解決法	●「加速度・ジャイロスコープ・磁力センサーロガー」を使う

加速度・ジャイロスコープ・磁力センサーロガー
（無料）

IMUとは**慣性計測装置**のことで，3軸の**ジャイロ**と**加速度計**，あるいはGPSで構成されています．iPhone・iPadにはIMUが内蔵されていて，上下，左右，前後の傾きを計測することができます．開始肢位を基準とし，回転した角度を計測することもできます．本来，左右対称な**屈曲伸展運動**である**立ち上がり動作**も，脳卒中などの障害により非対称性が顕著になります．しかし，体幹の傾き，捻れを簡便かつ正確に計測することは，従来の動作分析では難易度が高いです．そこでiPhoneを背中に貼り付けるだけで，簡単に計測することが可能です．

立ち上がり動作中の体幹の傾き，捻れを計測する方法

❶「加速度・ジャイロスコープ・磁力センサーロガー」を起動し，「ジャイロスコープ」を選択する

❷iPhoneを第7胸椎棘突起上に貼り付ける

※その際，肩甲骨の動きなどによる皮膚上のずれに注意する．ベルクロベルトの使用が簡便だが，ずれも大きくなる

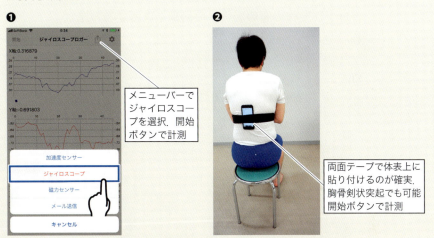

❸開始ボタンを押し，立ち上がり動作を計測する

❹計測終了後，結果をファイルとしてPCに転送し，詳しく分析することも可能

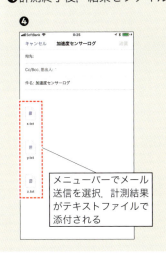

第7章 学習で使う

6 動作によって関節にかかる衝撃を計測する

Situation	● ジャンプ動作の際の脛骨への衝撃を知りたいとき
解決法	● 「加速度・ジャイロスコープ・磁力センサーロガー」を使う

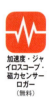

加速度・ジャイロスコープ・磁力センサーロガー
（無料）

　衝撃とは，言い換えると力です．力は**加速度**に比例します．iPhoneには3軸の**加速度計**が内蔵されているので，これを任意の部位に貼り付けると，その部位への**加速度**を計測することができます．しばしば要望があるのは，**膝前十字靱帯損傷**のスポーツ選手の計測です．脛骨の前方引き出し力が，ジャンプ，特に着地時にどのくらいあるのか，術後やリハビリテーションで，どのくらい軽減したのかが評価できれば，競技復帰やプログラムの見直しに役立てることができます．

ジャンプ動作の際の脛骨への衝撃を計測する方法

❶ 「加速度・ジャイロスコープ・磁力センサーロガー」を起動し，「加速度センサー」を選択する

❷ iPhoneを脛骨粗面上に貼り付ける

※その際，膝関節の動きなどによる皮膚上のずれに注意する．ベルクロベルトの使用が簡便だが，ずれも大きくなる

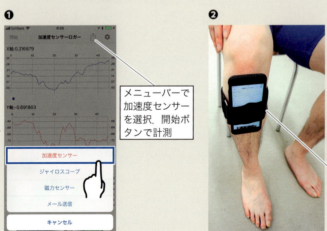

❶ メニューバーで加速度センサーを選択．開始ボタンで計測

❷ 小型のiPhone SE，5～8が最適．逆にプラスの各機種には不向き．両面テープで裏面を固定するとズレが少なくなる

（次ページへ続く）

❸記録ボタンを押し，ジャンプ動作を計測する
❹計測終了後，結果をファイルとしてPCに転送し，詳しく分析することも可能

❸
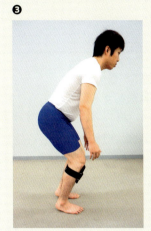

❹
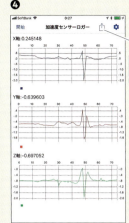

メニューバーでメール送信を選択，計測結果がテキストファイルで添付される

第7章 学習で使う

3 卒業論文の執筆で使う
データ収集から発表まで活用する

研究分野によってはPCはまったく使わず，論文が作成できる可能性が高くなってきました．研究に必須の表計算，テキスト編集，プレゼンのアプリは最初から無料です．これに対抗してか，マイクロソフトオフィスのExcel，Word，Power Pointもフレームは無料です（アプリ内課金あり）．「Adobe Acrobat Reader」さえインストールすれば，PDFの編集も可能です．iPhone・iPadは，高性能のカメラとビデオカメラを内蔵し，プリンタ，プロジェクタにも簡単に接続できます．iPad ProのテレビCMで，小学生がiPadを自在に使いこなしながら"What's a computer ?"と話すのも，全くのフィクションではなさそうです．

1 PCからiPhone・iPadにデータを送って持ち歩く

Situation	● PCで作成したファイルをiPhone・iPadで閲覧したいとき
解決法	●「Adobe Acrobat Reader」「GoodReader」を使う

Adobe Acrobat Reader（無料）

Good Reader（720円）

「Adobe Acrobat Reader」はPDF閲覧・編集アプリです．テキストの編集，ページの整理も可能です．PDFにコメントを追加することもできます（図1）．サブスクリプションに登録すれば，Acrobat Readerモバイル版アプリでExcel，Word，Power Pointのファイルを開いて，それらをPDFに変換できます．

「GoodReader」は，iPhone・iPadにインストールするだけで，PDFファイル以外にも数多くのファイルフォーマットに対応しているため，画像の表示や音楽・動画の再生，またExcel，Word，Power Pointや「Keynote」，「Pages」などのMac Appファイルの閲覧も可能です．「GoodReader」は，ファイル管理機能を搭載しているので，PCとのファイルのやりとりはもちろん，iCloudやDropboxなどといったクラウドストレージとの連携や，フォルダやファイルの圧縮・解凍，パスワードを設定し保護することもできます．

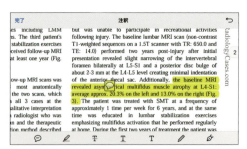

図1 「Adobe Acrobat Reader」
注釈，アンダーラインを記入できる

2 文献を検索する

Situation	● 研究テーマと関連した論文を検索したいとき
解決法	● 無料の検索アプリ（PubMed CLOUD），検索サイト（PubMed, Google Scholar, J-stage, CiNii）を使う

A) 検索アプリを使う

「PubMed CLOUD」は世界最大級の医学・生物文献データベース「PubMed」を簡単に検索し，検索した文献情報を保存・管理することができるアプリです．保存した文献情報，検索条件，検索履歴などはインターネット上のサーバー（クラウド）に保存，閲覧することができます（図2）．

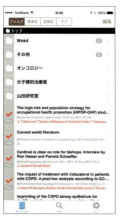

図2　「PubMed CLOUD」
調べたい用語を入力すると論文のリストが表示される

B) 検索サイトを使う

「Google Scholar」（https://scholar.google.co.jp/）は学術論文の検索に特化したサービスです．通常のGoogle検索でも「○○の学術記事」として検索可能ですが，「Google Scholar」は，ネット上に散らばっている同一論文をまとめて表示できます．例えば，有料の論文であっても，筆者自身のHPから本文のPDFを入手することが可能な場合もあります．そのデータベースには約1.6億の学術記事が保管されていると言われています（図3）．

「J-STAGE」（https://www.jstage.jst.go.jp/browse/-char/ja）は科学技術振興機構（JST）が運営する電子ジャーナルの無料公開システムです．日本語のサイトですが，和文雑誌の占める割合は2割弱で，残りは英文雑誌，あるいは和欧混載誌です．保管されている学術記事は450万編以上です（図4）．よく似たサービスに国立情報学研究所が運営している「CiNii」（https://ci.nii.ac.jp/）がありますが，こちらは人文系の雑誌も収録するなど，若干分野が異なります（図5）．

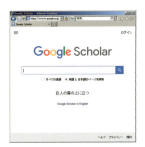
図3 「Google Scholar」
調べたい用語を入力すると論文のリストが表示される

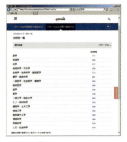
図4 「J-STAGE」
閲覧可能な学会誌のリストが表示される

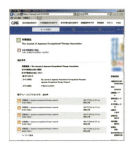
図5 「CiNii」
閲覧可能な学会誌リストが表示される

3 共著者，指導者とファイルを共有する

Situation	● インターネット上で共著者，指導者とファイルを共有したいとき
解決法	● クラウドストレージ（iCloud Drive，Dropbox，Google Drive など）を利用する

iCloud Drive（無料）　Dropbox（無料）　Google Drive（無料）

　「iCloud Drive」は，いろいろなファイルを保存することでき，iPhone・iPadやPCでファイルにアクセスできるクラウドストレージです．もともと「GoodReader」にはiCloud上の専用フォルダを利用できる機能はありますが，「iCloud Drive」を利用すると，専用フォルダだけではなくすべてのフォルダ，ファイルにアクセスできるようになります（図6）．

　Dropbox，Google Drive に接続するには「GoodReader」のWeb Download機能を使います．「Create New Connection to：」で接続可能なサーバーが表示されるので，このなかから接続するものを選択します（図7）．

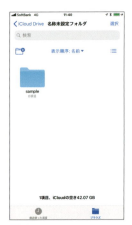
図6 iCloud Drive
共有したいファイルをフォルダにペーストする

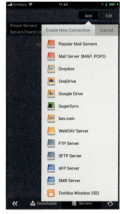
図7 「GoodReader」のWeb Download機能
追加できるクラウドのリストが表示される

4 iPhone・iPadをスキャナとして使用する

Situation	● 目の前の書類をテキストデータとして引用したいとき
解決法	● 「Adobe Scan」を使う

Adobe Scan（無料）

「Adobe Scan」はスキャンアプリです．撮影画像をPDFに変換できるほか，内蔵OCRによるテキスト認識ツールとしても使えます．撮影画像だけでなく，カメラロールの画像も利用可能です．エッジ検出，切り抜き，キャプチャ，ゆがみ補正，オートクリーニング，影の削除などを自動処理し，鮮明なテキストにすることができます（図8）．

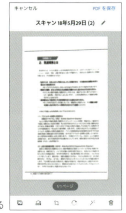

図8 「Adobe Scan」
カメラでテキストを自動認識，取り込みの後，補正する

5 iPhone・iPadをプレゼンツールとして使用する

Situation	・PCの代わりにiPhone・iPadでプレゼンファイルを作成，発表したいとき
解決法	・「Keynote」を使う

Keynote
（第1章-8）

　iOS版「Keynote」，「Pages」，「Numbers」はMac OS版iWorkの各アプリを簡略化したものです．すべての機能が移植されてはいません．簡略化されているのは一部のフォント，ビルド，トランジションです．Macで作成したファイルをiPhone・iPadでプロジェクタに接続してプレゼンする場合，文字化けやエフェクトの自動変更が起こります．あらかじめiOS版にも搭載されているフォント，ビルド，トランジションで作成する必要があります（図9）．

　また，iPhoneに「Keynote」をインストールしていると，リモート機能を使ってiPhoneをリモートコントロールして，iPadでプレゼンテーションを再生するために使用できます．iPhoneをリモートコントロールして使用すると，接続中のApple Watchからプレゼンテーションを制御することもできます．

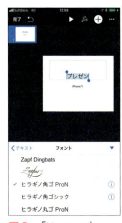

図9 「Keynote」
編集ボタンで変更するフォントを指定する

6 （本当は学生には使わせたくない）自動翻訳

Situation	・文献や画面上の英語の意味を即座に知りたいとき
解決法	・「Google翻訳」を使う

Google
翻訳
（無料）

　「Google翻訳」は，強力な翻訳アプリです．テキスト翻訳機能は103言語間の翻訳が可能です．写真を撮影，またはインポートし，翻訳できます（図10）．また，日英語間の翻訳は，

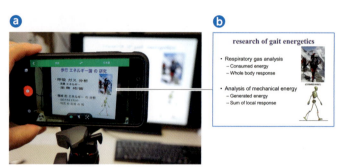

図10 「Google翻訳」
a) 撮影ボタンでリアルタイム翻訳を開始する
b) このような画面もaのように翻訳できる

　インターネットに接続しなくても可能です．最も秀逸な機能はリアルタイム カメラ翻訳機能です．カメラを向けるだけで画像内のテキストを瞬時に翻訳するので，ネイティブのプレゼンテーションもiPhoneの画面越しに日本語で見ることができます．本来は海外旅行向けのアプリのはずですが，はじめての国際学会や外国人講師の講演の際にも役立ちます．

7　学会参加の際，活用する

Situation	・学会参加の際のスケジュールを調整したいとき
解決法	・「学会発行の抄録アプリ」を使う

　規模の大きな学会ほど，学会抄録集が分厚く，重くなります．分冊のプログラム集や，CD-ROMを配布する学会も一時はありましたが，CDドライブ搭載のPCも減り，手軽さの面で，スマホ，タブレットに凌駕されています．日本リハビリテーション医学学術集会では，毎年プログラム検索，スケジュール登録アプリを配信しています．聴講したいセッションや演題を検索し，抄録を閲覧することができます．スケジュール登録することもでき，講演開始時刻が近づくと，**Apple Watch**にアナウンスが届きます．

第8章

解剖で使う

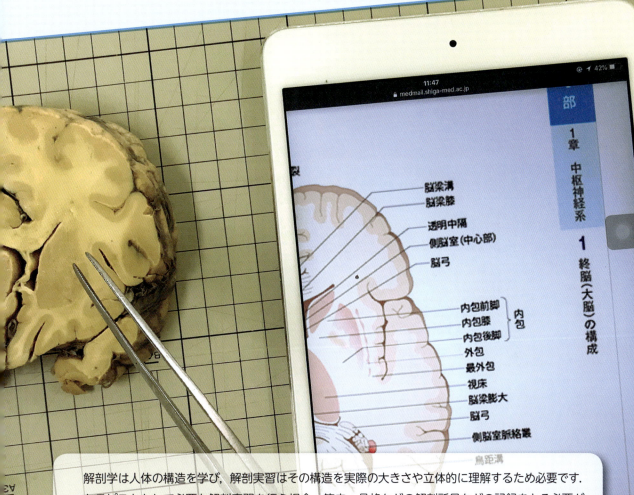

　解剖学は人体の構造を学び，解剖実習はその構造を実際の大きさや立体的に理解するため必要です．
　セラピストとして必要な解剖実習を行う場合，筋肉・骨格などの解剖所見などの記録をとる必要があります．また，解剖実習において，臓器・組織を観察することはとても重要です．スケッチの代わりにiPhoneやiPadを使えば記録を効率的に行い，学習することができます．
　また，感染対策を考えるとそれまで使っていた書籍やノートを持ち込むことは望ましくありません．電子出版されているアトラス・実習書をiPadにて閲覧しながら実習を行うことをおすすめします．
　本章では解剖室で役立つ具体的なiPhoneやiPadの使い方を紹介します．しかし，実習室にiPhoneやiPadなどのモバイル端末を持ち込むことを禁じている施設もあります．使用する場合は，その施設の規則に則って使用しましょう．
【扉絵のiPad中の写真…】
「カラー図解　脳神経ペディア　「解剖」と「機能」が見える・つながる事典」（渡辺雅彦/著），p23，羊土社，2017

第8章 解剖で使う

1 解剖実習で使う
汚染を防ぎ，記録する

実習中に必要な記録はiPhoneやiPadを用いれば容易におこなえます．
汚染のおそれがある場合は基本的に手袋をはめての作業になりますので，汚染拡散防止に十分気をつける必要があります．

1 感染対策をする

Situation	・汚染された手でiPhone・iPadを使いたい
解決法	・ジッパー付きポリエチレン袋にいれる ・ラップで覆う ・洗う（iPhone 7以降）

A）袋にいれる

解剖室でiPhone・iPadを使うのであれば，体液や薬品などで汚染された手で撮影が必要になることもあります．その場合は，**ジッパー付きポリエチレン袋**にいれて使用すること（**図1a**）ができます．

ジッパー付きポリエチレン袋にいれたままでも画面操作をすることは可能です．また，レンズにポリエチレン袋をなるべく接触させるようにすれば，やや霞がかかったようになりますが，**図1b**のような写真の撮影も可能です．

ただし，厚手のジッパー付きポリエチレン袋で覆ってしまうと，ホームボタンを押しても反応しなくなることがあります．その場合，「**AssistiveTouch**」を使うことで，仮想ホームボタンを画面上に表示することが可能です．

■ AssistiveTouch

AssistiveTouchはホームボタンなどのボタン操作や複数のボタンを同時にタッチする操作

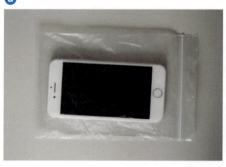
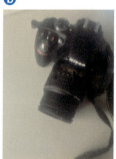

図1　袋にいれる

を簡単に行えるようになる機能です．

また，iOS 11.1 以降では「**カスタムアクション**」という新機能が追加され，AssistiveTouch のボタンの「**ダブルタップ**」・「**長押し**」・「**3D Touch**」操作に異なるアクションを割り当てられるようになりました．

AssistiveTouch を使用する

●設定する

❶「設定」を起動して「一般」をタップする
❷「アクセシビリティ」をタップする

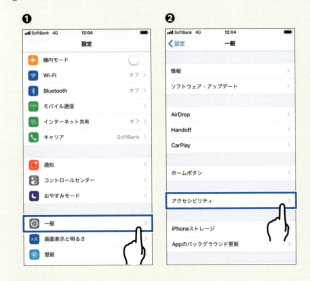

❸「AssistiveTouch」をタップする
❹「AssistiveTouch」をオンにする

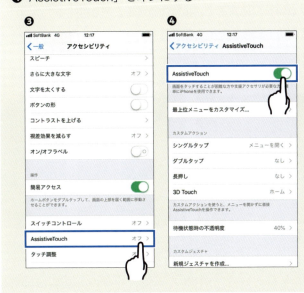

(次ページへ続く)

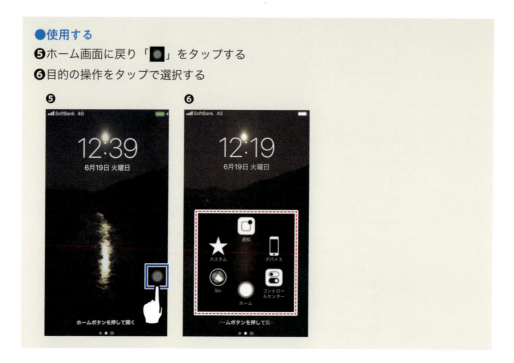

●使用する
❺ホーム画面に戻り「■」をタップする
❻目的の操作をタップで選択する

B）ラップで包む

　　　食品用ラップフィルム（以下ラップ）で包んでも同様のことが可能です（図2）．レンズ部分にしわが寄らないように巻くとカメラ撮影も比較的キレイに撮影できます．iPhone X では，FaceIDも使用可能です．ただ，ラップの包み方によって，中に液がしみてくることがあるため，薬液の影響を受けたくない場合は，厚手の**ポリエチレン袋**をおすすめします．撮影を優先する場合は**ラップ**，保護を優先する場合は厚手の**ポリエチレン袋**と用途によって使い分けてください．

　また，iPhone 7以降は一応防水ですので洗浄することも可能ですが，アルコールや洗剤による洗浄は筐体を傷める可能性があるためおすすめできません．

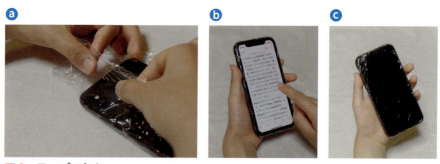

図2　ラップで包む

2 解剖の記録を行う

A) スケッチの代わりに使う

Situation	・効率的に解剖の記録を行いたい ・手順を1つ1つスケッチする時間が足りない
解決法	・スケッチの代わりに「カメラ」を使う

カメラ
(第1章-2)

　セラピストとして必要な解剖実習を行う場合，**筋肉・骨格**の**解剖所見**などをスケッチで記録する必要があります．スケッチの代わりにiPhoneやiPadを使えば記録を効率的に行い，学習することができます．

　また，解剖実習では，筋層や神経を1つ1つ剝離しながら構造を確認して進めていきます．**解剖手順**ごと（筋層を剝離するごと）に記録することがありますが，1つ1つスケッチをすることは時間がかかってしまいます．その時はスケッチの代わりに「**カメラ**」で記録をとることも有効です．

　なお，解剖実習では献体された方を穢すような行為は行ってはいけません．学習用として撮影を許可されている場合のみいつも携帯しているiPhoneやiPadで記録，計測学習することができます．

B) 撮影機能がない光学機器の画像を撮影する

Situation	・顕微鏡や内視鏡などの画像を撮影する
解決法	・接眼レンズからiPhoneを用いて接写する

カメラ
(第1章-2)

　顕微鏡などに**撮影用CCDカメラ**が接続されている場合は，その装置を用いて撮影することができます．ただし，とても高価です．そのため，たとえ接続可能でも接続されていないことが多いかと思います．iPhoneには高性能ながらレンズ径の小さいカメラが搭載されていますので，その機能を使って撮影することができます（図3）．

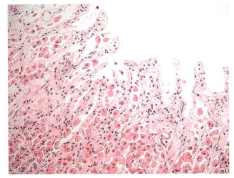
ⓐ ニコン顕微鏡にて撮影

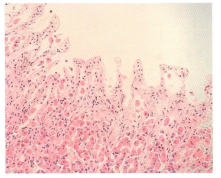
ⓑ iPhoneにて撮影

図3　HE染色（小腸）
撮影した画像をトリミングするとほぼ同等の画像を手に入れることができる

顕微鏡の画像を撮影する

❶ 顕微鏡の接眼レンズにiPhoneの背面カメラのレンズ部分を近づける
❷ iPhoneの背面カメラと顕微鏡の接眼レンズを1cm程度離し，接眼レンズを指で固定する
❸ ぶれないようにシャッターを押す

※ぶれてしまう場合，シャッターボタンに軽く触れてホームボタン側へゆっくりスライドさせて撮影するとよい

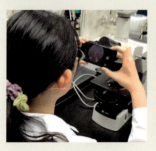
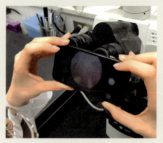
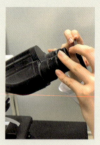

　このテクニックは内視鏡や超音波検査機器などいろいろな機器で応用が可能です．

　また，**顕微鏡の画像をiPhoneで撮影するためのアダプター**がいくつか販売されております．この**アダプター**に手持ちのスマートフォンをセットすると簡単に**ライブビューモニター**としても使用できます．

　また，ウレタンフォームを加工して固定する方法も以下に紹介されています．

・「iPhoneで，顕微鏡写真を，きれいにとる方法」(https://www.youtube.com/watch?v=TJELPvxYCgM)

3　計測する

Situation	● 骨の角度や長さを計測したい
解決法	●「ぽけっと定規」を使う

ぽけっと定規（無料）

　解剖では種々の組織の大きさや彎曲の角度などを測定しなくてはならないことも多々あります．測定には一般的に，**角度計**や**メジャー**が使われますが，現場で扱うのはなかなか難し

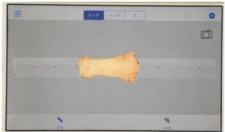

図4　長さを測定する

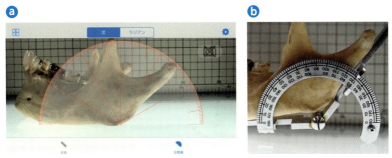

図5　角度を測る

いものです．
　そんなとき「ぽけっと定規」では一般的な**定規**での長さの測定に加え，**分度器**での角度の測定をすることができます．
　長さの計測は定規を表示させて，iPhoneの上にのせて計測します（図4）．角度の計測はカメラを通して映したものをそのまま測ることができ（図5），角度の計測結果を**スクリーンショット**にて保存することもできます．分度器は度・ラジアンに対応し，定規はセンチ・インチ・寸・ポイントに対応しています．ただし，正しい角度を得るには，測定する面に対して垂直にカメラを構える必要があります．

「ぽけっと定規」を使う
❶「ぽけっと定規」を起動する
❷分度器と定規をタップで切り替える
❸「▣ or ▣」をタップして静止画からカメラ画像（ライブ画像）を切り替える
❸'「田」をタップして過去に撮影した写真を背景にする
※垂直に撮影されていない画像からは正しい角度を得ることはできない
❹「✿」をタップして定規・分度器・目盛りの色を変更する
❺定規や分度器を必要な場所にスワイプして移動する
※2本指のスワイプで定規を回転させることができ，ダブルタップすると90度ごとに回転する

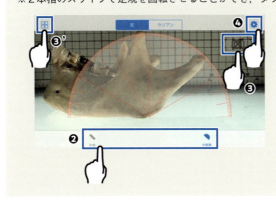

第8章　解剖で使う

真上から正確に撮影する

❶「設定」からカメラのグリッド機能をオンにする
（第1章参照）
❷「カメラ」を起動する
❸ 画面中央の白と黄色の「＋」マークが重なるように動かす
❹ 撮影する

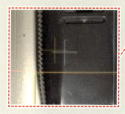
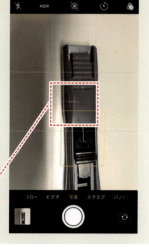

第8章 解剖で使う

2 遠隔解剖実習，または遠隔記録する
テレビ電話を使う

実習室に入室できる人数は限られていますし，さまざまな事情により実習室に入室できないこともあります．iPhoneやiPadを用いると室外の人と双方向にて情報交換ができるので，入室できない人のための遠隔解剖実習が可能となります．

法医学の解剖では記録が不可欠です．解剖室と居室との間を「FaceTime」でつなぎ，口述筆記を行うことができます．

実習／記録を行う

Situation	・入室しないで，実習や記録を行いたい
解決法	・「FaceTime」によるテレビ電話で解剖見学・口述筆記する
注意点	・Wi-Fi環境が必要

FaceTime（第1章-11）

　文部科学省は2001年に「医学生及び歯学生の系統解剖実習時の環境向上について」[1]の通達を出しています．また，そのなかで「室内（注入時および実験室）にホルムアルデヒドが気化し，毒性をもつことがあるので空気環境の改善に努めること」と提言しています．

　各施設では充分配慮されているのですが，それでもホルマリンなどの化学物質によるアレルギーをもっている学生が長時間実習を行うのは大変です．この場合「FaceTime」を用いることにより，実習室に入室できない学生でも解剖見学することができます（図）．

　また，解剖中に使用していないiPhoneなどを記録専用にすれば，Wi-Fi接続により，そのほかのデバイスで記録を確認することも可能です．

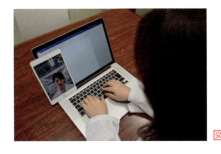

図　遠隔実習をする

■ 参考文献
1）文部科学省高等教育局：医学生及び歯学生の系統解剖実習時の環境向上について（通知），2001

第8章 解剖で使う

3 解剖学を学習する
ネットを使う，アプリを使う

実習を行う前に，それぞれアトラスや実習書などで予習を行う際にはわからないところをネット検索し，当日に備えます．配付資料などもiPadに取り込んでおけば，説明を記入することもできます．

1 ネットを使い学習する

Situation	● 予習で使ったサイトをいつでも見たい
解決法	●「Safari」にブックマークしておく
注意点	● Wi-Fi環境が必要

Safari
（無料）

　解剖学の必要な情報もネット経由で集めることができます．
　Googleで「**筋肉の名前**」で検索して，「**画像**」のタブでそれぞれ部位別のタグも表示されるので，筋肉の名称がわからない場合はそれぞれの画像から名前を探すこともできます（図1）．
　また，解剖学に必要でよく使うサイトを**ブックマーク**しておくとすぐに閲覧できます．

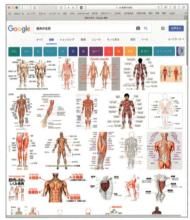

図1 Googleで画像検索を使う

192　リハの現場でこんなに役立つiPhone活用術

「Safari」でブックマークする

❶「Safari」でよく使うサイトを開き,「共有ボタン」をタップする
❷「ブックマークを追加」をタップする
❸サイトの名前や保存先のブックマークフォルダを設定する
❹「保存」をタップする

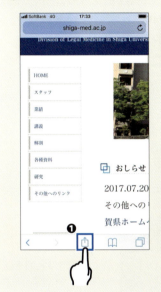 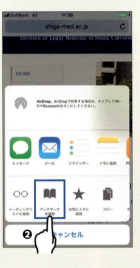 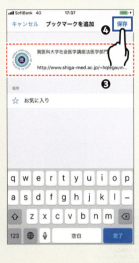

さらに,「iCloud Drive」を設定すると,iPhone, iPad, Macの「Safari」で開いたタブをいつでも最新の状態に保ち,デバイスが代わっても同じところから閲覧することができます.パソコン本体で予習したところのタブを残しておけば,「iCloud Drive」経由で同期されます.

オフラインになっても表示することができるので,電波の届かない実習室でも情報をとり出すことができます.

また「Safari」の画面を**スクリーンショット**でキャプチャーしておけば,書き込みも可能になります.

2 アプリを使い学習する

Situation	● 筋肉・骨の名前を確認する(調べる)
解決法	●「筋肉 | 骨格 – 解剖学3Dアトラス」を使う
注意点	● 無料アクセスは骨格(頭蓋骨,体幹,上肢)・靱帯および筋肉(上肢)のみ.そのほかは課金が必要

筋肉｜骨格 –
解剖学3D
アトラス
(無料)

「筋肉｜骨格 – 解剖学3Dアトラス」では**筋骨格系モデル**を回転,ズームインして,さまざまな角度で詳細を見ることができます(**図2**).

解剖している部位・向きにあわせて表示させることができるので，筋肉・骨の名称が確認しやすくなります．ピンを選択すると，**解剖学的部位**の名称が表示され，骨もしくは筋肉を非表示にすることもできます．課金すると無料アクセス分以外も見ることができ，筋肉が浅い部分から最も深い部分まで，層ごとにグループ化されているため，それぞれ，細かく学習することができます．

また，各部位や各周囲のインターフェイスを，非表示にすることで，作業領域が大きくなります．

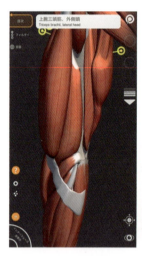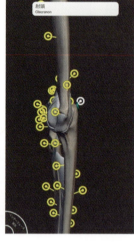

図2 筋肉の名前を確認する
白いピンになっている部位の名称が画面上部に表示されている

第9章

医療情報で使う

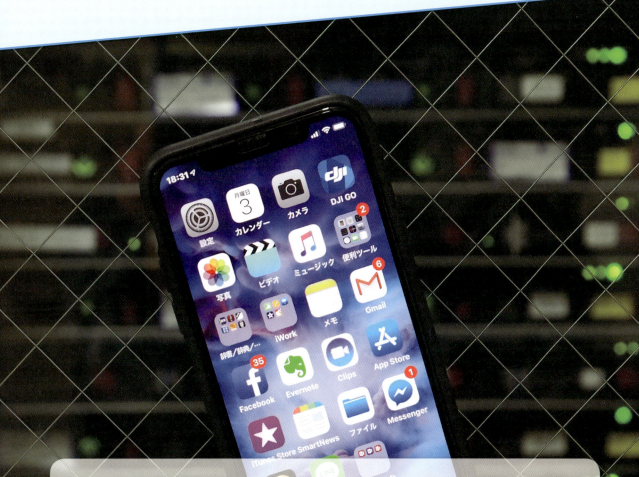

　iPhone・iPadで医療情報を利用する利点は，携帯性とセキュリティにあります．
　臨床の場では，iPhone・iPadが在宅医療でのネットのアクセスに活用されていますが，ほかのデバイスより優れている点は，ネットを使ったときのセキュリティです．ネットで不正なソフトがどこから侵入してくるのかというと，一番多いのはWeb広告です．iPhone・iPadではApp Storeに登録されたアプリケーションをインストールするスタイルをとっているので，マルウェア（ウイルス）などが入り込むことが少ないというメリットがあります．
　また，Windowsなどのメールシステムの場合は，Excel，Wordなどの業務システムと混在していると重要な情報が流出し，システムがハッキングの被害にあうことが多いのです．しかし，iPhone・iPadではメールに添付されているExcel，Word，VBA形式のマクロウイルスに感染することはありません．メールシステムをiOSに移行することでセキュリティ上のリスクを減らすことができ，長期的に考えても運用コストが安くなると感じます．

第9章 医療情報で使う

1 医療情報を整理する
PDFを活用する

iPhone・iPadの活用方法で重要なのはやはりペーパーレス化で，紙の情報やWebサイトをPDFにすることができます．紙のデータから解放されるというメリットは，計り知れません．デジタルデータであればネットワークを使って遠隔地にデータを送ったり，共有することも可能です．ここではデジタルデータの活用方法を具体的に紹介していきます．

1 紙をPDFにしてペーパーレス化する

Situation	・紙の資料があふれかえっている ・勉強したノートがたくさんありすぎる
解決方法	・「メモ」でスキャンする ・PDFスキャナーの「Adobe Scan」を使う

メモ（第1章-5）　Adobe Scan（無料）

　標準で搭載されている「メモ」はあくまで簡易スキャナーであるため，不満もあります．その点，各社から出されているPDFスキャナーは種々の機能をもっていますので，好みに応じて自分の使いやすいアプリを入れればより便利になるかと思います．そのなかでも「Adobe Scan」は，OCR（Optical Character Recognition/Reader：光学文字認識）を搭載しています．ただの画像であるPDF内のテキストを，ワープロなどで編集できるテキストとして利用することができます．

「Adobe Scan」を使う
❶「Adobe Scan」を起動して紙の書類にかざす
※撮影が自動で行われる
❷「PDFを保存する」をタップして保存する
※透明テキストが画像のうえにのった文字データを含むPDFになる

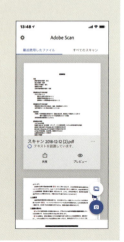

2　PDFファイルに書き込む

Situation	・PDF書類に書き込みを入れたい
解決方法	・「メモ」のマークアップ機能で書き込む（第1章参照） ・「Adobe Fill & Sign」をつかう

メモ（第1章-5）　Adobe Fill & Sign（無料）

　最近は**申込用紙**などがPDF形式であることが増えています．わざわざ印刷して必要事項を記入し，署名・捺印，さらにスキャンしてメールに添付という作業をしている人も多いのではないでしょうか．しかし，iPhoneだけで，すべてが完結します．特に「Adobe Fill & Sign」の使い方は簡単ですのでおすすめです．

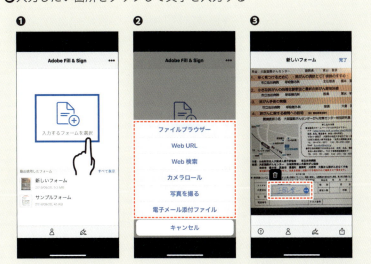

「Adobe Fill & Sign」を使う
❶「Adobe Fill & Sign」を起動して「入力するフォームを選択」をタップする
❷加工したい書類を選ぶ
❸入力したい箇所をタップして文字を入力する

第9章　医療情報で使う

3 WebサイトをPDFにする

Situation	・見ているWebサイトをPDFにして残したい
解決方法	・「Safari」のPDF作成機能を使う

Safari
（無料）

　セラピストとして過ごすならネットで情報を収集することが多いかと思います．しかし，ネットの情報は流動的でいつまでも同じ情報が残っているとは限りません．また，いつもネットにつなげる環境にいるとも限りません．そこで，Webサイトを直接PDFにして記録しておく方法が役立ちます．

「Safari」のPDF作成機能を使う
❶「Safari」の「共有ボタン」をタップする
❷各種項目をスワイプして「PDFを作成」が出たらタップする
※マークアップ機能で書き込みも可能

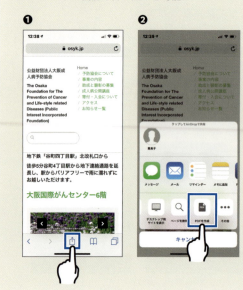

4 罫線や方眼紙のデザインのPDFを使う

Situation	● iPadできれいに手書き入力したい ● iPadを一般的なノートの感覚で使いたい ● カチッとした書式に合わせたい
解決方法	● iPad向けのPDFテンプレートを使う

iPadをノートとして使う場合，いつも無地のノートでは味気ないかと思います．大学ノートのように罫線の入ったノートは，やはり使っていて気持ちのよいものです．同様に，原稿用紙に書くようにカチッと書き込みたい場合もあるかと思います．その場合，ウェブスタジオ アラクネが配布している大学ノート，原稿用紙，方眼紙の**テンプレート**はとっても便利です（図）．一度，覗いてみてはいかがでしょうか？

・ARACHNE NOTES-アラクネノート「岡山のホームページ制作・ウェブスタジオ アラクネ」(https://www.arachne.jp/notes/)

方眼紙や五線譜などもっと自由に作成したいと思うなら，方眼紙ネットではさまざまな方眼紙やノートを作成することができます．

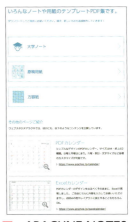

図 ARACHNE NOTES-アラクネノート

・「方眼紙ネット」(http://houganshi.net/)

これらのサイトのデータを利用するのは自由ですが（2019年5月現在），著作権は放棄されてないことに注意して感謝して使用しましょう．

第9章 医療情報で使う

2 ビッグデータを使う
入手方法を知る

ビッグデータ（big data）の定義は，従来の一般のソフトウェアで処理が困難な規模の大量のデータ群を指します．過去30年間の日本全国の天気データなどを想像してもらえばよいでしょう．このような情報は，例えばインフルエンザの罹患率と気候の関係を調べる場合に必要となります．

本来はビッグデータの活用法を述べるだけで1冊の本ではすまない内容です．そこで，新たな知見を導き出すために大量のデータをどこから入手すればよいのか，どう利用していけばよいかをここでは少しだけ体験してもらおうと思います．

1 一般に公開されているビッグデータを活用する

ビッグデータは自分でつくるものではありません．そもそも個人でつくることができるくらいのものだったらビッグデータとはいいません．ビッグデータは"ある"ものを，"もらう"ものです．そこで，どこにデータがあるのか知る必要があります．ここでは，ビッグデータのなかでも，オープンに配布されている代表的なものを入手できるサイトを紹介します（表）．ここにあげたものだけでも，今まで探すのに苦労していたものがけっこう見つかると思います．

表　代表的なビッグデータ入手先

「DATA GO JP データカタログサイト」（日本政府のオープンデータ）
このサイトは，内閣官房情報通信技術（IT）総合戦略室による企画・立案のもと，総務省行政管理局が運用するオープンデータに係る情報ポータルサイトです．出生動向基本調査や就業状態や求職理由などの労働力調査，そのほか広範囲の調査結果が公開されています．（https://www.data.go.jp/）
「政府統計の総合窓口（e-stat）」
患者調査（疾患別患者総数など）・医療施設調査・生命表・人口動態調査など，医療・研究に役立つ統計資料の宝庫です．（https://www.e-stat.go.jp/）
「統計（METI/経済産業省）」（経済産業省）
種々の業種の売上高など，産業と経済に関連する統計資料があります．（https://www.meti.go.jp/statistics/）
「内閣府：統計情報・調査結果」（内閣府）
経済や景気に関連する景気動向や消費動向，そのほか男女間における暴力に関する調査などがありますが，どういうまとまりの集め方をしているのか，いまいちわかりにくいものもあります．（http://www.esri.cao.go.jp/）
「統計情報：文部科学省」（文部科学省）
養成施設卒業予定者の内定率や児童学生の問題行動調査など，養成施設・学校関係者には重要な情報が満載です．（http://www.mext.go.jp/b_menu/toukei/main_b8.htm）

（次ページへ続く）

「気象庁｜過去の気象データのダウンロード」（Japan Meterological Agency）

過去の気象データ（気温や降水量，日照時間など）が公開されています．疾患の症状と気圧との関係などを調べたいときには，ここから引っ張り出すと当日の気候をカルテに記載していなくても大丈夫です．（https://www.data.jma.go.jp/gmd/risk/obsdl/）

「国立感染症研究所－厚生労働省－戸山研究庁舎」

インフルエンザや風疹などの発生数や動向などを年単位だけではなく，週単位でも調べられます．（https://www.niid.go.jp/niid/ja/）

「NDBオープンデータ－厚生労働省」（厚生労働省）

健康・医療・子育て・福祉・介護などの政策について情報を提供するサイトです．（https://www.mhlw.go.jp/stf/seisakunitsuite/bunya/）

2 ビッグデータを使う

Situation	・iOS版の「Safari」でCSVファイルが文字化けする
解決方法	・CSVファイルは「Numbers」で読む

Safari（無料）　Numbers（第1章-10）

　　ビッグデータのなかには，汎用性を考えてデータをCSV形式で提供している場合があります．CSVは，データの各項目を「，(カンマ)」で区切ったものをいいます．パソコンで見る分にはよいのですが，iPhone・iPadでCSVファイルを開こうとすると，**文字化けしたり，開けなかったり**することがあります．そういうときは，「Numbers」にデータを引き渡すとうまくいくことが多いです．

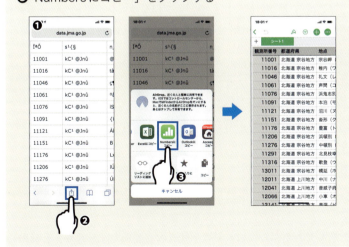

「Safari」で開いたCSVファイルを「Numbers」に引き渡す
❶「Safari」でCSVファイルを開く
❷「共有ボタン」をタップする
❸「Numbersにコピー」をタップする

第9章 医療情報で使う

3 プログラミングをする
アプリを自作する

すでにあるデータベース上のデータを加工，チェックするなど，人間が1つ1つ手作業で行っては時間のかかるデータ解析・機械学習などを行いたい場合はプログラムを作成することで，自動化，省力化させることができます．

データを登録して処理する仕組みをつくったり，オーダーメイドのシステム開発を行うなど特定の用途に機能を絞り込むことで，操作がわかりやすいアプリケーションを作成することができます．またプログラムを作成することで，頭のなかだけにあったアイデアを形にできるわけです．

ここでは，ほかの項とは若干趣を変えてプログラミングについて説明していきます．少しでも興味をもったら，市販の書籍かネット情報をもとに挑戦してみてください．

1 アプリをつくる

Xcode
（無料）

Situation	・データ解析や機械学習などで1つ1つ手作業で行っていたことを自動化，省力化したい ・用途にあったわかりやすいアプリを作成したい
解決方法	・「Xcode」を使う
注意点	・「Xcode」はMac用のアプリであるためiPhone・iPadでは作動しない

それでは，iPhone・iPadで作動するオリジナルのiOSアプリのつくり方に触れてみましょう．ここではApple社が公式に出している**プログラミング言語**である**Swift**（スイフト）を使います．ただし，**Swift**はiOSでは動きません．Apple社のパソコンであるMacでのみ使えます．

A) 必要なもの

■ ハードウェア

　Apple社のパソコンであるMac．今販売されているものなら，機種を問いません．

■ ソフトウェア

　OS X 10.5.3以降

　「**Xcode**」（App Storeから無料で入手）：**Swift**はこのソフトのなかで動きます（図1）．

B) 必要な手続き

　ちょっと遊んでみるぶんには，特に手続きは必要ありませんが，作成したアプリを公開するには「**Apple Developer**」（https://developer.apple.com/jp/programs/）への登録が必要です（注：https://の部分をhttp://にすると，偽サイトに飛ぶので注意してください）．

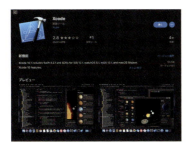

図1 「Xcode」

「Apple Developer」に登録すると，Apple製品のソフトウェア開発に必要な各種サポート，開発するためのツールやドキュメントを無償ダウンロードできるようになるので，本格的にプログラミングするなら登録しましょう．ただし，登録料は年間99ドル（米ドル）が必要です．

C）「Xcode」を起動してみよう

ここでは「Xcode」を起動して環境を整えるまでの説明をし，その先は数多く出ているSwift解説本に譲ります．81歳から「Xcode」ではじめてプログラミングを開始した女性プログラマーもいます．きっと，あなたも素晴らしいプログラマーになれますよ（図2）．

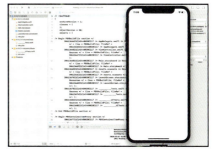

図2 「Xcode」でプログラミングをする

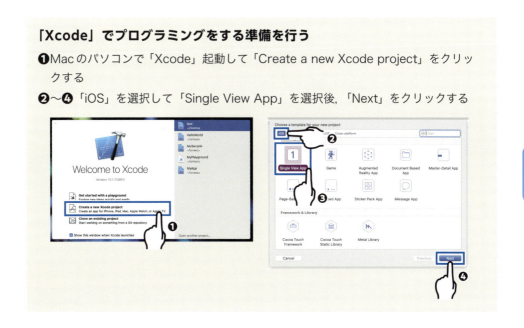

第9章 医療情報で使う

❺必要事項を記入してオプションを選択後,「Next」をクリックする

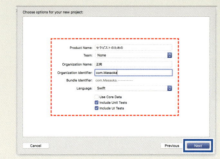

2 まずはプログラミングを勉強しよう

Situation	● プログラミングを勉強したい
解決法	●「Swift Playgrounds」を使う

Swift Playgrounds（無料）

最初から「Xcode」を使って，Swiftでプログラミングという方法もありますが，はじめてプログラミングする人にはちょっときついです．ここはちょっと頑張って，iOSの「Swift Playgrounds」でiPadを使って勉強してみましょう（図3）．「Swift Playgrounds」は，全く今までプログラム開発をやったことがない人向けのiPadアプリです．アニメーションで，基礎的なプログラムの組み立て方をゲームとして学べるのでとても親しみやすいです．詳しい使い方も，いろいろな書籍で紹介されていますので，興味があれば見てください．

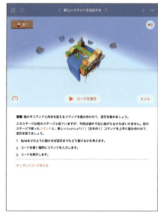

図3 「Swift Playgrounds」

付　録

iPodでも使える

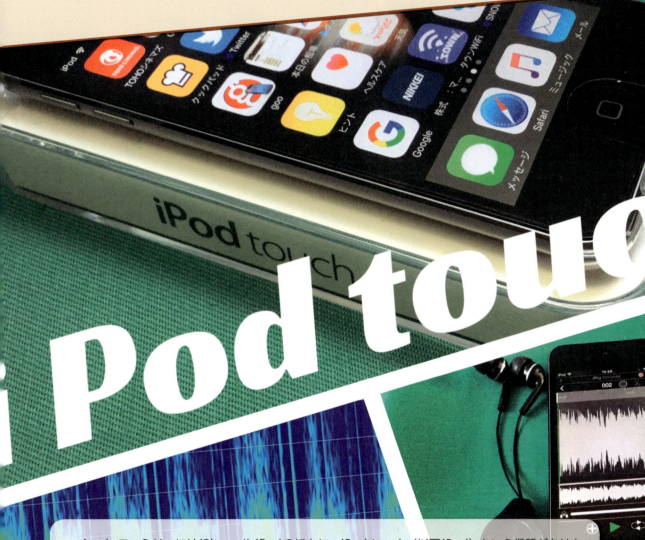

　Appleファミリーには iPhone や iPad のほかに，iPod touch（以下 iPod）という機種があります．iPhone に酷似した外観を呈し，現在は第6世代が入手可能です．第1世代は初代 iPhone 3G が発売される前年（2007年）に発売されており，web サイトのブラウジングや E-mail が利用できる画期的なオーディオプレーヤーとして当時は人気を博しました．その後世代を重ねるごとに機能の向上が図られ，現行の iPod は iPhone 5S と iPhone 6 の間に位置しています．
　ここでは iPod によりできることとできないことを解説し，臨床や研究における iPod の活用事例を紹介します．なお，本章のテーマにあわせ，あえて掲載写真は標準搭載の「カメラ」で撮影し，画像加工は無料のコラージュアプリを用い iPod のみで作成しました．

付録 iPodでも使える

1 iPodでできることとできないこと
iPodの得意分野，不得意分野

iPodとiPhoneは似て非なる機器といえます．本稿では通信機器であるiPhoneと，オーディオプレーヤーであるiPodの違いを，非搭載機能より解説し，代替機能で補完する方法を紹介します．

iPodには搭載されていない機能

	非搭載機能	解決法	注意点
A	電話による通話機能	「050 plus」などのIP電話を契約する「FaceTime」，「LINE」電話などを用いた音声通話を行う	Wi-Fi環境が必要 ※屋外ではルーターが必要
B	GPSによる位置情報の獲得（GPS非搭載）	Wi-Fiを介して位置情報を獲得する（GPSに比べ精度は落ちる）	
C	ショートメール，携帯メール	Apple ID同士であれば「iMessage」によりメッセージ交換が可能	
D	生体認証（Touch ID非搭載）	パスコードおよび自動ロックの設定でセキュリティーを確保する	－

050 plus
（無料）

FaceTime
（無料）

LINE
（無料）

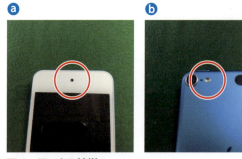
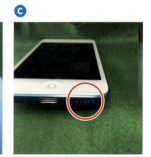

図1　iPodの特徴
a) レシーバー非搭載（インカメラのみ）
b) マイク
c) スピーカー

A) 非搭載機能

　　標準搭載のアプリはおおむねiPhoneやiPadと同一で，第9章までに紹介されたアプリや活用方法は，ほぼiPodでも利用が可能と思われます．**GPS，ショートメール，生体認証**など非搭載の機能はありますが，iPodがiPhoneと1番異なるのは，開発のコンセプトがオーディオプレーヤーであるため，本体内にSIMが搭載されておらず通話機能がない点ではないでしょうか．

　　iPodに搭載されていない**通話機能**は，Wi-Fi環境を整え，音声通話機能をもつ**SNSアプリ**（「FaceTime」や「LINE」など）をインストールすることで，非搭載機能の補完が可能となります．ほかにも，「050 plus」による音声通話では，大手キャリアやMVNOとの通話契約が別途必要となりますが，電話番号が付与されることや，通話料金を安く抑えることも可能になり，一定のメリットはあると思われます．

　　ただしiPodは**レシーバー機能**が搭載されておらず（図1a），iPod単体で音声通話をする場合，アウトカメラ横に配置されている本体マイク（図1b）と本体底部のスピーカー（図1c）を使用することになります．この方法ではスピーカーから音声が周囲に漏れるだけでなく，iPod本体の上下・前後面を逆に保持して会話することになり，お世辞にも使い勝手がよいとはいえません．標準で付属する**Ear Pods**はマイク機能を持つため，これを使用することでこれらの問題は解消できますが，着信を知らせる**バイブレーション機能**もなく，電話として用いる場合は使い勝手の悪さがあることを理解しておく必要があります．

B) アプリの使い勝手

　　また，iPodの標準搭載アプリは，おおむねiPhoneと同じであることはすでに記しましたが，iPodの動作保証がないiPhone・iPad用のアプリであっても，iPodで機能するアプリも多く存在します．CPUの処理速度やカメラの解像度，作業エリアの狭さなど最新のiPhoneやiPadと比較した場合，非力感は否めませんが，工夫しだいでは臨床や研究に十分耐えうるデバイスとしての大いなる可能性を秘めています．

付録 iPodでも使える

2 iPodを検査機器として活用する
レコーダーの機能を使う

理学療法評価では多くの検査機器を使用します．検査機器はアナログ式のものも多く，検査の種類に応じた機器が必要となります．しかしiPodで機能するアプリには，各種検査の代用として利用可能なものも多数開発され，これらを使わない手はありません．そこでiPodを検査器具として活用する一事例を紹介します．

iPodを簡易電子聴診器として活用する

Situation	● 肺音などをはじめとした生体音を聴診したい ● 聴診音を録音したい
解決法	● リアルタイムモニタリング可能なレコーダーアプリを使う

iRig Recorder LE（無料）

iRig Recorder（1,200円）

A）作成する

ここではiPodにレコーダーアプリ，聴診・モニタリング用のアクセサリを追加し，**簡易電子聴診器（図1）** として使用する方法を紹介します．簡単にできますのでぜひ作ってみてください．

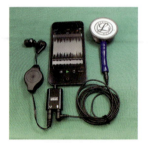

図1　簡易電子聴診器

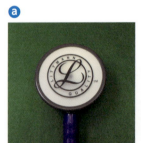
ⓐ

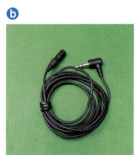
ⓑ

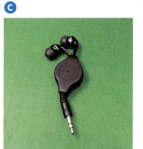
ⓒ

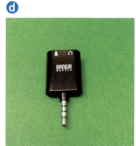
ⓓ

図2　簡易電子聴診器化に必要なアクセサリ類
a）聴診器の「チェストピース」
b）コンデンサーマイク（オーディオテクニカ製 AT9904　実勢価格 2,500円）
c）ステレオイヤホン（100円均一ショップ　価格 100円〜）
d）3極→4極変換プラグ（サンワサプライ製 MM-AD23　実勢価格 1,200円）

(208)　リハの現場でこんなに役立つiPhone活用術

簡易電子聴診器の作り方

❶チェストピース（図2a）にマイク（図2b）を接続する
❷イヤホン（図2c）を接続した変換プラグ（図2d）に❶を接続する
❸変換プラグ（図2d）をiPod本体底部のイヤホンジャックに接続する

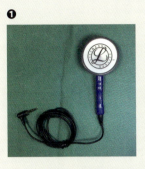
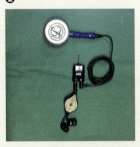
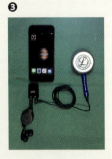

※必ずこの順番で接続する．先に変換プラグをiPod本体に接続し，次いでマイクやイヤホンを接続した場合，原因は不明だがiPod本体に外部マイクが認識されない場合がある

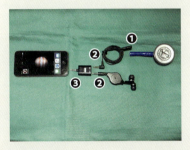

※iPhoneにイヤホンジャックがない場合でもiPhone本体と変換プラグの間にLightning-3.5mmヘッドホンジャックアダプタを接続すれば使用可能となる

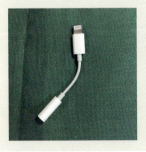
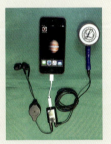

　ここでは聴診器のチューブを一部切断して使用しましたが，膜型のチェストピースであれば，容易にチューブから引き抜くことができ，切断せずにすみます．そのほかマイクとイヤホンは100円均一で販売されている，**イヤホンマイク**（図3）で代用可能です．

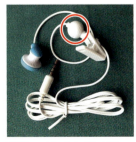

図3　イヤホンマイク
丸印がマイク

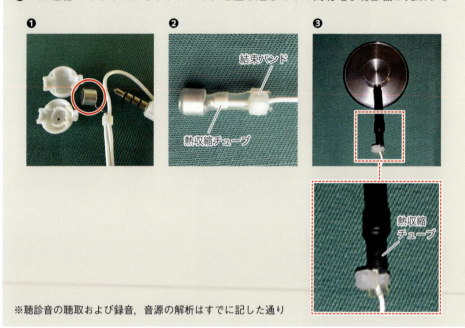

なお，100円均一の**コンデンサーマイク**は，価格相応の機能で感度の悪さは否めません．気管呼吸音など音圧が強い場合は問題ありませんが，肺胞呼吸音など音圧の小さな音源では聴取が困難な場合があります．

電子聴診器の作製を試みる場合は，無料のアプリと**イヤホンマイク**の代用で簡易電子聴診器の機能を確認したうえで，有料版のアプリや図2に示したアクセサリ類の購入をお勧めします．

B）活用する

iPodには録音用の「**ボイスメモ**」が標準アプリとしてインストールされています．しかし同アプリは録音機能のみとなり，リアルタイムのモニタリングができません．少なくともiPodを電子聴診器として使用するためには，チェストピースで聴診した音を，イヤホンを介してリアルタイムでモニタリングする必要があります．レコーダーアプリは無料・有料を含め数多く開発されていますが，筆者が調べた範囲内ではリアルタイムでモニターできるレコーダーアプリは数種類しか見つけることができませんでした．そのなかで「iRig Recorder」の使い勝手が最もよかったため，ここで紹介します．

肺音の聴診および録音方法

❶チェストピースを聴診部位に当て，「iRig Recorder LE」を起動し，モニタリングを開始する

❷モニタリング画面下方の録音ボタンを押し録音を開始し，再度録音ボタンを押して録音を終了させる

※アプリ起動中はモニタリング可能

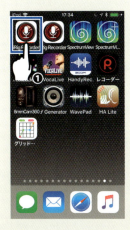 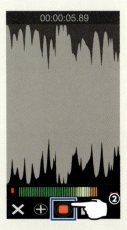

❸録音データは順次保存され表示されるため，録音データ表示部を左にスワイプする
❹編集ボタン「Edit」をタップする
❺ファイル名（聴診部位など）を入力し「Set」ボタンをタップし入力完了する

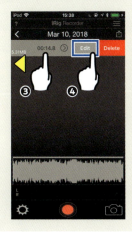 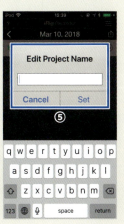

付録　iPodでも使える

3　iPodを解析機器として活用する
スペクトログラムを解析する

　生体音の分析では時間軸波形やパワースペクトラム分析が代表的な手法となります．しかしこれらのデータは，視覚的に臨床像をイメージしにくく，治療の即時的効果の評価などには適しておりません．しかし，分析結果から臨床像を視覚的に想起しやすい分析手法にスペクトログラムがあります．ここではスペクトログラムを用いた生体音の分析方法を紹介します．

1　聴診音を評価・研究で活用する

Situation	・聴診時に録音した聴診音を分析し，評価，研究に役立てたい
解決法	・「SpectrumView」，「SpectrumView Plus」で解析する

SpectrumView（無料）　SpectrumView Plus（960円）　iRig Recorder LE（無料）　iRig Recorder（1,200円）

　スペクトログラムとはあまり馴染みのない言葉ですが，犯罪捜査で犯人の声紋分析を目的に用いられるグラフといえばイメージしやすいかと思います．
　「SpectrumView」では音源を構成する周波数を縦軸，時間の経過を横軸とし，音の強さを4色（青＜緑＜黄＜赤）で表示します．1枚のグラフで周波数成分と音の強弱が確認できるため，聴取した音源の特徴を視覚的に捉えることが容易になります．

スペクトログラムの表示方法

●分析用データの転送方法
❶「iRig Recorder」に聴診音を保存する（「肺音の聴診及び録音方法」を参照）
❷分析対象のデータを選択する
❸「共有ボタン」をタップする
❹転送するデータのファイル形式を選択する
❺「Open in…」をタップし，シェアシートを開く
❻シェアシートの「SpectrumView」を選択する

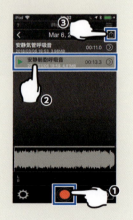

（次ページへ続く）

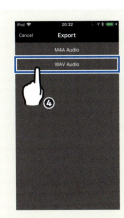
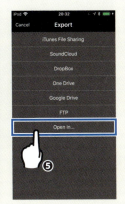
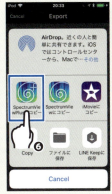

●転送データのスペクトログラム表示
❼同アプリが起動したら再生ボタンをタップする
❽スペクトログラムをタップし表示画面を切り替える
❾聴診音のスペクトログラムを表示する

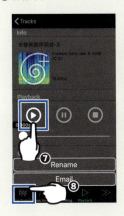
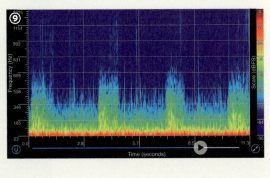

2　分析結果の信頼性を検討したい

　　iPod用の有料アプリのなかで，「SpectrumView Plus」の料金（¥960）は破格の高さといえます．しかし音響分析などで用いる解析用ソフトと比較した場合，比較の対象にならないほどの安価なアプリといえるでしょう．

　　この安価なアプリの信頼性を検証する目的で，テレビのテストパターンと同時送信される基準信号の1 kHzの「ピー」音（図1a）を，簡易聴診器で録音し，分析しました（図1）．結果としてアナログ音源の解析になりますが，ほぼ1 kHzに強い周波数成分を示す**スペクトログラム**が表示されました（図1b）．本章で紙面の都合で割愛しましたが，「SpectrumView」が示す**スペクトログラム**の裏画面には**FFTアナライザ**の分析結果が表示されます．基準信号を同様に解析したところ，1 kHz付近で最大の周波数成分が示され，正しく解析されていると判断されました（図1c）．

　　「SpectrumView」の無料版と有料版（Plus）の違いに，周波数スケールの拡大表示機能が

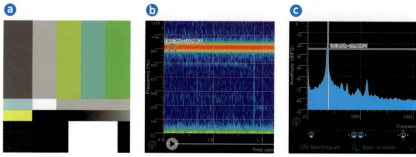

図1　基準信号の周波数解析結果
a) 1 kHz音源のスペクトログラム表示
b) 1 kHz音源のFFT解析結果
c) テストパターン表示画面

あります．図2に示す**スペクトログラム**は健常者の安静時気管呼吸音と肺胞呼吸音を示しています．図2a, bは無料版，図2c, dは有料版で結果を示しました．

無料版の周波数目盛は上限が25 kHzの固定となりますが，有料版では周波数目盛の拡大表示ができ，標的とする周波数帯に合わせた表示が可能となります．図2c, dではスケールの上限を1.3 kHzで表示したので，吸気と呼気における音源の周波数が無料版に比べ分かりやすく表示されています．そのほかアプリには解析したい部分をタップすることで，同部分の周波数と音圧が表示されるため，数値データからも聴診結果の特徴を知ることが可能になります．

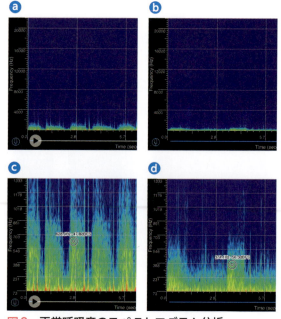

図2　正常呼吸音のスペクトログラム分析
a) 気管呼吸音（無料版）
b) 肺胞呼吸音（無料版）
c) 気管呼吸音（有料版）
d) 肺胞呼吸音（有料版）

肺音の**スペクトログラム**に関する成書[1]では，気管呼吸音は1 kHz以下，肺胞呼吸音は吸気が400 Hz以下，呼気が200 Hz以下の音で構成されることが示されています．図2c, dの結果でも同様の傾向が確認されました．詳細な周波数解析はPC用の解析ソフトが勝るといえますが，治療場面で即時に評価するツールとしての利用価値は高いと思われます．

■ 参考文献

1) 「読む肺音 視る肺音：病態がわかる肺聴診学」（岡三喜男/著），金原出版，pp.46-52, 2014

索　引
INDEX

※「　」はアプリの名称です

数字・欧文

「050 plus」 207
10秒テスト 89
35 mm換算 21

A～C

「Adobe Acrobat Reader」 178
「Adobe Fill & Sign」 197
「Adobe Scan」 181, 196
「AirDrop」 33, 49, 52, **71**, 85
AmiVoice 126
Apple Pencil 34, 36, 38, 89, 160
Apple Watch 174, 181
AssistiveTouch 184
CiNii 179
「Clips」 **42**, 86, 157
CSV 201
「CT・MRI解体新書」 166

D～F

「Dartfish Express–スポーツ映像分析」 171, 172
「Dropbox」 137
Dualレンズ 19
「ECG – 心電図症例集」 168
「Evernote」 131
Excel 63, 65
extension thrust 171
Face ID 12

「FaceTime」 **68**, 94, 108, 143, 191, 207

G～I

Gait Judge System 161
GJS 161
「GoodReader」 178,180
Google 151, 192
Google Forms 153
Google Scholar 179
Googleアカウント 153
「Google翻訳」 181
HandBrake 31
Hey Siri 73
iCloud 137
iCloud.com 159
「iCloud Drive」 180, 193
iMessage 206
「iMovie」 **46**
「Inoreader – RSS＆ニュースリーダー」 128
iPod 206
IP電話 206
「iRig Recorder」 210, 212
「iRig Recorder LE」 211
「isho.jp」 167

J～M

J–STAGE 179
「Keynote」 **52**, 84, 108, 150, 156, 181
「Kindle」 166, 169
KJ法 133
「LINE」 109, 111, 112, 207
Live Photos 26
「M2Plus Launcher」 167, 168, 169
「m3.com」 148

「Measure」 98, 101
「MetaMoji Note Lite」 151, 159
「Metronome：Tempo Lite メトロノーム」 174
microSD カード 27
「Microsoft Pix カメラ」 83, 122
「MindNode」 146

N～P

NRS 64
「Numbers」 **63**, 89, 201
OCR 181, 196
「Pages」 **58**, 84, 137
PDF 41, 151, 159, 178, 196
PDF スキャナー 196
PDF テンプレート 199
Picture in Picture 48
PowerPoint 52, 54
PubMed 128, 179
「PubMed CLOUD」 179

Q～S

QR コード 152
RSS 128
「Safari」 129, 151, 152, 153, 193, 198, 201
SD カード 27
Siri **73**, 95
「Skype」 143
「Slow Shutter Cam」 93
「SpectrumView」 212
「SpectrumView Plus」 212
Swift 202
「Swift Playgrounds」 204

T～Y

「teamLabBody-3D Motion Human Anatomy-」 165
「teamLabBody-Internal Organ-」 165
「TED」 136
「tenki.jp」 95
「The Lancet」 148
「The Weather Channel：てんき気象情報更新」 95
Touch ID 12
「UD トーク」 126
「UD 手書き Pro」 125
「Video 2 Photo-HD」 86
「Walker - 歩数計 Lite」 174
Word 58, 60
「Xcode」 202
「YouTube」 143, 152, 166

和 文

あ～う

「アイデアメモ」 133
足関節角度 162
足関節制御足継手 162
アラーム 107, 141
アンケート 153
アンケート用紙 63
安静時気管呼吸音 214
「医学界新聞」 148
医学系ジャーナル 148
医学辞書 164
医学写真 15, 19
医療情報 196
色かぶり 28
インターネット 151
運動学 165

※「　」はアプリの名称です

INDEX

運動軌跡	92
運動指導	124, 157
運動療育	123

え・お

英語スピーチ	136
英語文献	135
英単語	135
遠隔解剖実習	191
遠隔記録	191
オーバーレイ	48
屋外歩行	104
汚染拡散防止	184
音楽	143
音響分析	213
音声入力	37

か

絵画用手袋	38
会議	68
解剖学	192
解剖見学	191
解剖室	184
解剖実習	184
解剖所見	187
解剖手順	187
家屋環境	98
家屋評価	98
踵接地時	86
学習	135, 193
学術論文	128
拡大撮影	140
拡大レンズ	140
角度計	188

学内教育	146
カスタムアクション	185
画像検索	192
画像診断	166
「加速度・ジャイロスコープ・磁力センサーロガー」	174, 176
学会	141
学会発表	141
活動範囲	101
「カメラ」	**15**, 82, 98, 104, 106, 107, 109, 116, 118, 120, 152, 153, 156, 157, 187
「カレンダー」	107, 141
環境情報	94
患者指導	84
患者情報	14, 94
慣性計測装置	175
関節可動域制限	84
感染対策	184

き・く

気圧	96
キーボードショートカット	50
機械学習	202
気象病	96
記念撮影	116
機能解剖	165
気晴らし	143
教育	146
挙上角度	81
筋萎縮	84
筋電図	161
筋肉	187
「筋肉｜骨格 – 解剖学3D アトラス」	193
屈曲伸展運動	175
グリッド	118

217

車椅子 99

け・こ

「計測」 188
ゲイトソリューション 162
研究 128
研究テーマ 128
検査 88
検査機器 208
検査器具 88
検索キーワード 151
顕微鏡 187
講演 146
構音障害 110, 111
光学文字認識 196
講義 146
口述筆記 191
更新頻度 128
国際学会 135
骨格 187
国家試験 169
子ども 116
コミュニケーション 110, 125

さ・し

サイクログラム 92
座位時間 82
「さかのぼりビデオ Lite」 123
「さかのぼりボイスメモ Lite」 124
「さかのぼり連写カメラ Lite」 123
三脚 173
自主トレ 157
自主トレーニング 101, 106
辞書機能 135

実技指導 156
自動翻訳 181
自撮り棒 78, 83
自撮りライト 24
字幕 42
「写真」 **27**, 33, 44, 104, 119, 121
シャッター音 26, 83, 122
授業計画 146
定規 189
ショートカットキー 50
書字練習 111
資料整理 39
身長計測 101
心電図 168
心拍計 174
心拍数 174
「シンプルカメラ高画質」 122

す〜そ

数式 66
スキャナ 39
スキャン 39
スクリーンショット 86
スケジュール 141
頭痛 96
「頭痛ーる」 96
ストップウォッチ 88, 103
ストロボ 50
スピーキング 136
スペクトログラム 212
スライド 151
スローモーション 25
静止画編集 28
生理学 166

※「　」はアプリの名称です

INDEX

セキュリティー	12
足底	83
足底面	17
卒業論文	158, 178
外付キーボード	50
外付レンズ	22

た～て

体幹動揺	78
タイマー	141
タイマー機能	89
タイムキーパー	154
タイムラプス	25, 82
タグ機能	131
「単語帳アプリ単語帳メーカー」	169
チェックシート	63
チャット	125
超音波検査	168, 188
聴覚障害	111
聴診音	208
つま先離れ	86
デイケア	98
データ解析	202
データ収集	98
データを消去	14
「手書き電話UD」	125
デジカメ	31
デジタルズーム	22
デッサン	148
デッサンモデル	149
テレビ電話	68, 143
天候	95
電子辞書	164
電子書籍	164

電子聴診器	208

と

動画	15, 19, 61
動画共有サイト	152
動画検索	151
動画撮影	42
動画変換ソフト	31
動画編集	46
動作観察	22, 25, 78
動作分析	171
同時再生	55
同時通話	68
盗難	13
「時計」	89, 103, 107, 141

な～ね

「ナースフルお薬辞典」	167
「ナースフル疾患別シリーズ」	165
内視鏡	187
日常学習	164
二本指グローブ	38
ニュース	148
ニュースサイト	128
認知症	101
寝たきり状態	101
粘着パッド	18

は

バーストモード	118
パームリジェクション	38
肺音	208
肺胞呼吸音	214

219

パスワード	12
発達障害	122, 125
発達障害児支援施設	116
発表者モード	61
パノラマモード	99
パワースペクトラム分析	212
反射テープ	24

ひ〜へ

ビッグデータ	200
「筆談パット」	111
「ビデオ」	**31**
ビデオカメラ	31
評価シート	63
描画ツール	66
表計算	65
表計算ソフト	63
ファンクショナルリーチテスト	81
「付箋メモ帳QuickMemo＋」	133
ブックマーク	192
「フルル大辞典」	165
フレームレート	121
プレゼン	52, 150, 154, 181
「プレゼンタイマー」	155
ブログ	128
プログラミング	202
プロジェクタ	150
プロンプター	61
分度器	189
ペーパーレス	196
「ヘルスケア」	101

ほ

「ボイスメモ」	88, 132

望遠レンズ	22
方程式	66
訪問リハ	98
ポーズ	148, 149
ホームエクササイズ	94
「ぽけっと定規」	189
歩行	103
歩行観察	19, 21
歩行時間	103
歩行動作	55
保護者	125
ポップアップ	89
歩容	81

ま〜も

マーキング	24
マークアップ	40
マインドマップ	146
「マジックポーザー‐ アーティストのための ポージングツール」	148
マナーモード	122
万歩計	174
三つ星グルメ	65
「メール」	41, 109, 111
メジャー	188
「メッセージ」	109, 113
メディカルID	103
「メモ」	**34**, 91, 131, 158, 196
面談	126
申し送り	104
モーメント	162
文字化け	201
モノクロ画像	30

リハの現場でこんなに役立つ iPhone 活用術

※「 」はアプリの名称です

や～よ

薬理学	167
「指伝話ちょっと」	110
予測変換機能	112
読みとりアダプター	27

ら～ろ

ライブタイトル	44
ラップ	104
リーディングリスト	129
「理学療法士国家試験 medixtouch」	169
離床時間	82
リスニング	136
立位時間	88
リモコン	82
臨床教育	156
臨床検査	168
臨床神経学	167
レコーダー	208
レンズ	17, 19
連続写真	119
露出	28
露出補正	23
論文	137
論文データベース	128

わ

ワードプロセッサ	58
ワープロ	58

執筆者一覧

■ 編集・執筆

河村　廣幸　　森ノ宮医療大学保健医療学部理学療法学科

■ 執筆者（掲載順）

冨士　佳弘　　大阪急性期・総合医療センター リハビリテーション科

中原　英雄　　アクティブ訪問看護ステーション大阪

中根　征也　　森ノ宮医療大学保健医療学部理学療法学科

前田　　薫　　森ノ宮医療大学保健医療学部理学療法学科

角田　晃啓　　森ノ宮医療大学保健医療学部理学療法学科

畠中　泰彦　　鈴鹿医療科学大学保健衛生学部リハビリテーション学科

中川　季子　　滋賀医科大学社会医学講座法医学部門

正岡　孝一　　公益財団法人大阪成人病予防協会データセンター

鈴木　順一　　甲南女子大学看護リハビリテーション学部理学療法学科

編者 Profile

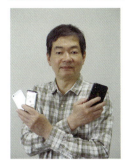

河村　廣幸 Hiroyuki Kawamura
森ノ宮医療大学保健医療学部理学療法学科　教授

1982年3月：行岡医学技術専門学校リハビリテーション科 卒業
　在学中は8 mmカメラと35 mm一眼レフを操る典型的なカメラ小僧として活躍？していた．また，当時8千円で電卓を買い，数学パズルを楽しんでいた．

同年4月：大阪大学医学部附属病院理学療法部 勤務
　主として，患肢温存手術後の理学療法について研究．同時にポケットコンピュータ→MSX→PC9801互換機→Macintoshとパソコン遍歴を重ねる．当時，おそらく大阪府の理学療法士の中でMacを使い出した二人目の人物になる．

1994年4月：大阪府立病院（現 大阪急性期・総合医療センター）勤務
　研究よりも，低予算・誰でもできる研究方法自体に興味が移り，その関係からMMM（Macと医療の勉強会）や日本医学写真学会に参加していくこととなる．この頃，Newtonをはじめ多くのPDA（携帯情報端末）を使用し，挫折感を幾度も味わう．

2008年4月：森ノ宮医療大学保健医療学部理学療法学科 勤務〜現在に至る
　非常勤講師の持つiPod touchに将来性を確信．その後iPhone・iPadなど複数所持．現在は中学の愛娘もiPod touchを自由自在に操っている．妻はなぜかAndroidスマホを使用中．

2014年6月：日本医学写真学会理事長 就任
　画像・映像のみでなくiPhone・iPadなどデジタル関連機器の活用を含め何でも来いという不思議な学会の理事長となる．意外に，理学療法士が多数参加している．

リハの現場でこんなに役立つiPhone活用術

2019年7月15日　第1刷発行

編　集	河村廣幸
発行人	一戸裕子
発行所	株式会社 羊 土 社
	〒101-0052
	東京都千代田区神田小川町2-5-1
	TEL　03（5282）1211
	FAX　03（5282）1212
	E-mail　eigyo@yodosha.co.jp
	URL　www.yodosha.co.jp/
装幀	羊土社編集部デザイン室
印刷所	広研印刷株式会社

© YODOSHA CO., LTD. 2019
Printed in Japan

ISBN978-4-7581-0241-4

本書に掲載する著作物の複製権，上映権，譲渡権，公衆送信権（送信可能化権を含む）は（株）羊土社が保有します．
本書を無断で複製する行為（コピー，スキャン，デジタルデータ化など）は，著作権法上での限られた例外（「私的使用のための複製」など）を除き禁じられています．研究活動，診療を含み業務上使用する目的で上記の行為を行うことは大学，病院，企業などにおける内部的な利用であっても，私的使用には該当せず，違法です．また私的使用のためであっても，代行業者等の第三者に依頼して上記の行為を行うことは違法となります．

JCOPY ＜（社）出版者著作権管理機構　委託出版物＞
本書の無断複写は著作権法上での例外を除き禁じられています．複写される場合は，そのつど事前に，（社）出版者著作権管理機構（TEL 03-5244-5088, FAX 03-5244-5089, e-mail：info@jcopy.or.jp）の許諾を得てください．

羊土社のオススメ書籍

機能解剖と触診

MKPT研究会, 工藤慎太郎／編

触診に自信をつけたいセラピストにおすすめ！触診の目標を明確にし、その達成のために何ができればいいのかを機能解剖をふまえて解説．手技は1ステップずつの画像と、約230本の動画で、臨床に活かせるスキルが身につく！

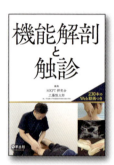

- 定価（本体7,000円＋税）
- B5判
- 295頁
- ISBN 978-4-7581-0240-7

リハビリに直結する！運動器画像の見かた

河村廣幸／編

画像診断ではなく、理学療法のための画像の見かたがわかる入門書！画像の基本的な見かたはもちろん、損傷部位の類推、運動療法の適応・禁忌、リスク管理や予後予測まで、臨床に活かせる考えかたが身につく！

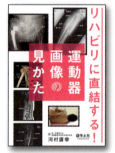

- 定価（本体4,800円＋税）
- B5判
- 279頁
- ISBN 978-4-7581-0223-0

理学療法のための 筋力トレーニングと運動学習

動作分析から始める根拠にもとづく運動療法

畠中泰彦／編

最新のエビデンスにもとづいて効果的な筋力トレーニングと運動学習を解説．動作分析から「なぜ動けないのか？」を見極め、「こうしたら動ける」を考えるための基礎理論が身につく1冊．ケーススタディと動画付き．

- 定価（本体4,500円＋税）
- B5判
- 183頁
- ISBN 978-4-7581-0237-7

痛みの理学療法シリーズ 非特異的腰痛のリハビリテーション

赤坂清和, 竹林庸雄／監, 三木貴弘／編

腰痛の原因を分類してそれぞれに適した介入方法が学べる今までにない入門書です！評価法と治療手技を写真と動画で丁寧に解説しています．慢性化症例、治療効果が長続きしない症例にも対応できる力が身につきます！

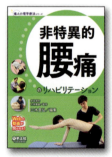

- 定価（本体5,200円＋税）
- B5判
- 245頁
- ISBN 978-4-7581-0233-9

発行 羊土社 YODOSHA
〒101-0052　東京都千代田区神田小川町2-5-1　TEL 03(5282)1211　FAX 03(5282)1212
E-mail：eigyo@yodosha.co.jp
URL：www.yodosha.co.jp/

ご注文は最寄りの書店、または小社営業部まで